Dr. med. Berndt Rieger

Die Schilddrüse

Balance für Körper und Seele

HERBIG
Gesundheitsratgeber

Die Ratschläge in diesem Buch sind von Autor und Verlag sorgfältig geprüft, dennoch kann keine Garantie übernommen werden. Jegliche Haftung des Autors bzw. des Verlages und seiner Beauftragten für Gesundheitsschäden sowie Personen-, Sach- und Vermögensschäden ist ausgeschlossen.

Besuchen Sie uns im Internet unter
www.herbig-verlag.de

1. Auflage August 2007
2. Auflage April 2008
3., aktualisierte Auflage März 2009
4. Auflage Februar 2010
5. Auflage August 2010
6. Auflage Februar 2011
7. Auflage März 2011

Umschlaggestaltung: Wolfgang Heinzel
Lektorat: Desirée Schoen und Gabriele Berding
Herstellung und Satz: VerlagsService Dr. Helmut Neuberger & Karl Schaumann GmbH, Heimstetten
Gesetzt aus 10,5/13,5 Optima
Druck und Binden: Print Consult, München
Printed in the EU
ISBN 978-3-7766-2545-5

Inhalt

Vorwort

Unter allen Organen in unserem Körper gibt es eines, das mehr als alle anderen unsere Leistungsfähigkeit und Vitalität bestimmt: die Schilddrüse. Diese größte Hormondrüse belebt aber nicht nur den Körper und hält ihn in Schwung, sondern bestimmt durch eine fein dosierte, den Erfordernissen angepasste Produktion von Schilddrüsenhormon unser Erleben, unser Ichgefühl, und bewirkt, dass unsere Seele im Lot bleibt und mit den Ereignissen »schwingt«.

Unter allen Organen in unserem Körper gibt es eines, das mehr als alle anderen unsere Leistungsfähigkeit und Vitalität bestimmt

Ihre Bedeutung geht also weit über Stoffwechselfunktionen hinaus. Schon bei unserer Entwicklung im Mutterleib ist die Schilddrüse wichtig, und in den ersten Lebensjahren bewirkt sie dann die Ausreifung unserer Persönlichkeit. Eine gesunde Schilddrüse entscheidet darüber, ob unser Körper ansehnlich wird, ob unser Geist rege ist, ob unsere Gefühle in Balance sind, und sie ist letztlich das Geheimnis der Entfaltung unserer Talente. Eine gesunde Schilddrüse macht uns zu reifen und erfolgreichen Individuen. Bei aller Komplexität des Hormonregelkreises und vieler anderer äußerer oder innerer Einflüsse auf unsere Gesundheit muss man also letztlich konstatieren: Ein erfülltes Leben ist ohne eine gesunde Schilddrüse sehr schwer und nur gegen große Widerstände zu erreichen.

Eine gesunde Schilddrüse macht uns zu reifen und erfolgreichen Individuen

Unsere Kenntnis der zentralen Stellung der Schilddrüse im Hormonstoffwechsel ist noch relativ jungen Datums

Unsere Kenntnis der zentralen Stellung der Schilddrüse im Hormonstoffwechsel ist noch relativ jungen Datums. In der Geschichte taucht die Schilddrüse erstmalig in einer Skizze Leonardo da Vincis auf, als braunes, gut durchblutetes Organ in Schmetterlingsform, im vorderen Halsbereich unter dem Kehlkopf gelegen. Die damaligen Kräuterkundigen, die es gewohnt waren, physische Erscheinungsformen von Pflanzen in Heilanzeigen umzumünzen, hätten aus dem Bild eines Schmetterlings tatsächlich schon die inzwischen nachgewiesene Fähigkeit der Drüse ablesen können, Menschen aus ihrer Verpuppung zu befreien.

Die Bedeutung der Schilddrüse ist immer noch nicht ganz erfasst

Unglücklicherweise benannte aber Andreas Vesal, Anatom an der Universität von Padua, die von ihm als nebensächlich empfundene Drüse nach dem Schildknorpel, dem sie benachbart liegt, und so verging eine lange Zeit, bis man sich über dieses Organ wieder ernsthafte Gedanken machte. Es dauerte drei weitere Jahrhunderte, bis erste handfeste Erkenntnisse über die Bedeutung der Schilddrüse gewonnen wurden, ein Prozess, der selbst heute noch nicht abgeschlossen scheint. Eines aber haben wir bereits gelernt: Eine erkrankte Schilddrüse hindert uns daran, unser wahres Potenzial auszuschöpfen. Ihre Fehlfunktion legt sich wie ein Schatten über unser Leben. Ein sorgsamer und sanfter Umgang mit der Schilddrüse kann also darüber entscheiden, ob wir in unserem Leben die Rolle einnehmen können, die wir uns wünschen – oder ob wir an unseren Aufgaben scheitern.

Die tägliche ärztliche Behandlungspraxis hinkt diesen Erkenntnissen sehr häufig hinterher. Meist kümmert man sich nicht viel um die Beschwerden der Patienten und trachtet danach, erst bei schwerwiegenden Schilddrüsenerkrankungen einzugreifen. Ein weiteres Problem: Die meisten Therapeuten bevorzugen einige wenige vorgeschlagene Patentlösungen, die der Komplexität dieses Organs und der zu behandelnden Menschen aber in keiner Weise gerecht werden.

Meist kümmert man sich nicht viel um die Beschwerden der Patienten

Natürlich ist es wichtig, einen Mangel an Schilddrüsenhormon durch das synthetisch hergestellte Levothyroxin auszugleichen. Doch achtet man dabei – wie zum Beispiel beim weit besser erforschten Diabetes mellitus – auf eine sorgsame Einstellung der optimalen Dosierung? Reicht es bei einer Autoimmunerkrankung wie der Hashimoto-Thyreoiditis, die Selbstzerstörung der Schilddrüse achselzuckend hinzunehmen und erst in der Spätphase Levothyroxin (L-Thyroxin) zu ersetzen, wenn die Unterfunktion droht? Und wer bedenkt denn heute, dass Jod, der Triebmotor der Schilddrüse, eine Arznei ist, die in wohlüberlegter Dosierung zugefügt werden muss, um Schaden zu vermeiden und eine optimale Funktion der Schilddrüse zu ermöglichen?

Von einer »Schilddrüsenpflege« sind wir also sehr weit entfernt, feinere Störungen werden nur selten erkannt und behandelt. Und deshalb stehen wir heute nicht nur vor einer zunehmenden Anzahl von Fällen bedrohlicher und schwer zu therapierender Schilddrüsenerkrankungen, sondern auch vor einer großen Anzahl von Menschen, die zwar mit den Folgen einer Schilddrüsenstörung zurechtkommen, aber ein deutlich erfüllteres, befriedigenderes Leben

Von einer »Schilddrüsenpflege« sind wir sehr weit entfernt

hätten, wenn man ihnen einige einfache Kniffe zeigen würde, mit denen sich diese Störung beheben ließe.

Dieser Ratgeber möchte Ihnen Mut machen

Dieser Ratgeber möchte Ihnen Mut machen. Er schildert Ihnen die Möglichkeiten einer sanften und effektiven Selbstbehandlung von ersten Schilddrüsenstörungen und zeigt auf, was Sie bei schweren Erkrankungen der Schilddrüse, die in die Hände von Fachleuten gehören, selber begleitend tun können. Das Buch will Ihnen aber auch einen Überblick über die technischen und pharmakologischen Möglichkeiten der Schulmedizin geben und aufzeigen, wie diese in ein ganzheitliches Heilverfahren integriert werden können. Denn wir wollen Sie zu einem schonenden Umgang mit einem unserer wertvollsten Organe ermuntern, dessen differenzierte hormonelle Tätigkeit uns dazu verhilft, die Menschen zu werden, die wir eigentlich sind.

Ist meine Schilddrüse gesund?

Das Wesen der Schilddrüse

Die hohe Bedeutung der Schilddrüse ließ sich in früher Zeit an Menschen ablesen, die ohne Schilddrüse geboren waren oder durch Jodmangel ein Erscheinungsbild annahmen, das man einen »Kretin« nannte. Sie waren kleinwüchsig, missgestaltet, dicklich, geistes- und willensschwach. Mit heutigen Worten formuliert: Es fehlte ihnen alles, was Menschen begehrenswert und erfolgreich macht, vor allem Anmut und Geist, denn beides ist das Ergebnis von Wachstum und Reifung. Damals glaubte man, es handle sich bei den Kretins um »Missgeburten«, also um eine Folge genetischer Defekte.

Die hohe Bedeutung der Schilddrüse ließ sich in früher Zeit an Menschen ablesen, die ohne Schilddrüse geboren waren

Heute wissen wir: Diese Menschen hatten alle Anlagen, konnten sie aber aufgrund eines Hormonmangels nicht entfalten. Denn welches Wunder war es, wenn diesen Kindern (wie vereinzelt schon vor Jahrtausenden geübte Praxis) ein alter Heiler Schafsschilddrüse zu essen gab, welch Erstaunen, als die Mediziner des 19. Jahrhunderts damit begannen, Schilddrüsenextrakt zu injizieren. Es waren zauberhafte Verwandlungen, als werde von den Kindern ein Fluch genommen. Sie begannen zu wachsen und an Kraft zuzunehmen. Sie wurden wach und aufmerksam und wissbegierig, nahmen am Leben teil und verwandelten sich unter einer fein abgestimmten Therapie in völlig normale Individuen.

Eine enorme Veränderung, wenn man endlich die Diagnose Schilddrüsenunterfunktion stellt

Es ist ein Wandel, den man auch heute noch als Arzt in Fällen erleben kann, in denen es lange gedauert hat, bis man endlich die Diagnose Schilddrüsenunterfunktion stellte. Eben noch hatte man einen Menschen vor sich, der mutlos, kraftlos und schläfrig war, mit grauem, verschwollenem Gesicht und schwer gewordenem Körper. Kaum hat diese Person aber damit begonnen, vermehrt Jod zu sich zu nehmen oder Tabletten mit Thyroxin, dem Haupthormon der Schilddrüse, zu schlucken, wird er von Tag zu Tag wacher, stellt Fragen, ist neugierig und zeigt mit einem Mal Humor und Tatkraft. Es ist fast, als wäre in einer leeren Hülle ein neuer Mensch erwacht. Auch der Körper dieser Patienten verschönt sich unter der Behandlung, verliert einige Kilogramm an Gewicht, bekommt eine straffere Haut, erhält eine »gesunde« Gesichtsfarbe. Die ehemals trockenen Schleimhäute werden wieder befeuchtet, der von trägem Stuhlgang aufgetriebene Bauch wird wieder flach. Die »Steigerung des Grundumsatzes«, wie das die Wissenschaft nüchtern formuliert, führt zu erstaunlichen kosmetischen Ergebnissen, die man durch keine andere medizinische Maßnahme in so eindrucksvollem Maß hervorrufen kann.

Schilddrüsenhormon stellt für uns so etwas wie ein Lebenselixier dar

Wer einen Menschen kannte, bevor er in die Schilddrüsenunterfunktion rutschte, wird dann, wenn Schilddrüsenhormon verabreicht wird, erleben, dass er wieder »ganz der Alte« wird, und feststellen, dass Schilddrüsenhormon für uns so etwas wie ein Lebenselixier darstellt, das weit über die körperliche

Erkrankung hinweg Menschen vor allem in ihren geistigen und seelischen Anlagen umpolt. War der Schilddrüsenkranke gerade noch depressiv, misslaunig und passiv, ist er nun fröhlich, aktiv und optimistisch. Wie alle Hormondrüsen hat die Schilddrüse also die Aufgabe, die Stimmung zu beeinflussen. Sie ist aber nicht nur das größte Organ unter den Hormondrüsen, sondern auch das bedeutsamste. Es gibt kein anderes Gewebe außerhalb des zentralen Nervensystems, das einen vergleichbar starken Einfluss auf unsere Stimmungslage und damit das hat, was wir als »Persönlichkeit« oder »Charakter« bezeichnen.

Es gibt kein anderes Gewebe außerhalb des zentralen Nervensystems, das einen vergleichbar starken Einfluss auf unsere Stimmungslage hat

Unsere Erkenntnisse über die Bedeutung der Schilddrüse sind relativ jungen Datums. Noch das große Universallexikon des Johann J. Zedler aus dem Jahre 1732 beschreibt die Ratlosigkeit eines Pathologen, der sich die Erforschung der »schildförmigen Luftröhrdrüse« zum Ziel gesetzt hatte, die, wie er schreibt, beim Menschen vorne am Hals unter dem Kehlkopf zu finden ist, »in Gestallt eines hörnigten Mondes, dessen Hörner auf beyden Seiten in die Höhe stehen«. Da es sich sichtlich um eine Drüse handelte, müsste man doch einen Ausführungsgang finden, mutmaßte er, über den sich ihr Sekret in den Körper ergießen könne. Wie andere vor ihm hielt er die bindegewebige Verbindung der Schilddrüse zum Mundboden, wo sie im Rahmen der Entwicklung des Menschen ihren Ausgang nimmt, für einen solchen Ausführungsgang. Das Lexikon berichtet weiter: »Er hat sowohl die Lufft-Röhre als den Magen-Schlund von hinten zu eröffnet, dass er die Höhle derselben recht einsehen könnte. Darauf hat er die

Es gibt Mediziner, die der Schilddrüse auch heute noch ratlos gegenüberstehen

Drüse erstlich gelinde mit denen Händen, hernach starck zusammen gedruckt, in der Hoffnung, es würde einige Feuchtigkeit entweder in die Lufft-Röhre oder Magen-Schlund, oder in beyde zugleich gehen, es hat aber nicht ein Tropffen weder in die Lufft-Röhre noch in den Magen-Schlund gehen wollen, dass er also noch zweifelhafftig ist, wozu diese grosse Drüse diene, oder in was vor einen Theil sie etwas güsse.« Es gibt Mediziner, die der Schilddrüse heute noch genauso ratlos gegenüberstehen.

Es dauerte bis in das 19. Jahrhundert hinein, bis man erkannte, dass die Schilddrüse ihren Wirkstoff direkt in das Blut abgibt. Sie ist eine endokrine Drüse, ein Anhängsel des Blutgefäßsystems, in dem nach Vorstellung der Alten das Element »Luft« beheimatet ist, das sich durch Feuchtigkeit und Wärme auszeichnet. Demzufolge dienen alle endokrinen Drüsen oder Hormondrüsen dazu, einen Mangel an Wärme und Feuchtigkeit im Körper zu beheben. Was darunter zu verstehen ist? Das kann in Bezug auf die Nebennierenrinden-Hormone bedeuten, den Blutdruck zu steigern und damit zu einer Mehrdurchblutung von Organen zu führen.

Inzwischen von der Anti-Aging-Medizin entdeckt, nimmt heute eine zunehmende Anzahl von Menschen diese Hormone und ihre Vorstufen ein, um »jünger« zu wirken. Die Hormone des Nebennierenrindenmarks, Adrenalin und Noradrenalin, können in kürzester Zeit den Blutdruck steigern und Herzrasen verursachen und dabei einen scheinbar leblosen Körper in einen wieder gut »durchsafteten« verwandeln. Ähnlich steht es mit den Geschlechtshormonen von Hirnanhangsdrüse, Eierstock und

Hoden. Sie dienen nicht nur dazu, die Menstruationszyklen der Frau oder die Bildung von Muttermilch, die Erektion und Ejakulation des Mannes hervorzurufen, sondern sie verschaffen dem Körper insgesamt Spannkraft und Vitalität. Gerade bei der Sexualität merkt der Mensch, dass das Element »Luft« in ihm aktiviert wird, denn alles, was mit Sinnlichkeit und Fortpflanzung zu tun hat, geht mit Wärme und Feuchtigkeit einher.

»Atem Gottes« und Kraftwerk der Seele

In der Genesis sind diese Zusammenhänge bereits formuliert. Gott hauchte dem kühlen und trockenen Staub seinen feuchten und warmen Atem ein, und es entstand der Mensch. Wärme und Feuchtigkeit bedeuten Leben, während ein Leichnam ähnlich der unberührten Erde kühl und trocken ist. So gesehen sind die Hormondrüsen des Menschen so etwas wie Überbleibsel des »Atem Gottes« im Menschen, sie sind die Träger der Lebenskraft, des Lebenswillens und das Reservoir, aus dem unsere Gefühle entstehen.

Die Hormondrüsen des Menschen sind so etwas wie Überbleibsel des »Atem Gottes« im Menschen

Dieser Denkweise werden wir im Abschnitt »Die Kraft der 4 Elemente« (siehe S. 95 ff.) begegnen, wollen aber den nüchternen wissenschaftlichen Zugang nicht vernachlässigen, denn für diese weitgehend religiöse Auslegung eines »Atem Gottes« finden sich durchaus einige anatomische und pathophysiologische Hinweise, so zum Beispiel die Lage der Schilddrüse. Sie tritt bei der Entwicklung des Kindes relativ früh, in der 10. Schwangerschaftswoche, als kleine

Furche im Mundboden in Erscheinung, den man symbolisch als »Ansatzstück« von Gottes Atem ansehen könnte, und bleibt zeitlebens vorne am Hals in unmittelbarer Nachbarschaft der Luftröhre und des Kehlkopfes den Atmungsorganen benachbart. Letztere zeichnen sich dadurch aus, dass sie, wie Hippokrates – einer der Begründer der medizinischen Wissenschaften – anmerkt, der Welt den warmen und feuchten Atem Gottes von Geburt bis zum Tod unbeirrt im Sekundentakt wiedergeben.
Ein weiteres Indiz: Wenn Atmungsorgane erkranken, produzieren sie feuchten und warmen Schleim, um sich zu regenerieren. Dass Atem Leben bedeutet, weiß jedes Kind, aber auch das lateinische Wort für Atem, »Inspiration«, zeigt, dass unsere Vorfahren die in den Körper hineinstreichende Luft mit Kreativität gleichsetzten. Was den Menschen also vom Tier abhebt, ist die »Inspiration«, der Atem Gottes, etwas Warmes und Feuchtes. Und dieses Element »Luft« im Körper zu stärken, ist die vornehmliche Aufgabe der Schilddrüse.

Dieses Element »Luft« im Körper zu stärken, ist die vornehmliche Aufgabe der Schilddrüse

Im Gegensatz zu den anderen Hormondrüsen ist ihre Aufgabe nicht auf einzelne Organe oder Funktionen bezogen, sondern ihr Wärmen und Befeuchten ist eine Grundierung, die den anderen Hormonen erst ermöglicht, ihre Wirkung zu entfalten. Diese Grundierung kann man »Lebenskraft« nennen. Sie wurde nicht nur in unserer europäischen Kultur vielfach beschworen (Paracelsus nannte sie »Archeus«), sondern von allen Kulturvölkern als Geheimnis des Heilwillens des Körpers erkannt und zum Beispiel in China als »Qi« bezeichnet. Man kann sie aber auch

»Lebenswillen« taufen, die Basis für Eigenschaften wie Mut, Entschlossenheit, Tatkraft und Charakterfestigkeit. Nur eine dem Bedarf angepasste Produktion von Schilddrüsenhormon erlaubt es dem Gehirn, diese Qualitäten zu zeigen und dem »Lebensauftrag« gerecht zu werden, den der Schöpfungsakt dem Menschen erteilt. Die Schilddrüse regelt das, was wir als »Lebenssinn« bezeichnen, und zwar weniger als ein gedankliches Konstrukt denn als Empfindung. Diese Empfindung selbst ist jenseits aller religiösen Konzepte Ergebnis einer fein abgestimmten Produktion von Schilddrüsenhormon.

Nur eine dem Bedarf angepasste Produktion von Schilddrüsenhormon erlaubt es dem Gehirn, Qualitäten wie Mut und Tatkraft zu zeigen

Calcitonin – der Stoff, der Sicherheit schafft

Was wir als »Selbstbewusstsein« oder »Selbstvergewisserung« bezeichnen, hat auch viel mit einem weiteren Schilddrüsenhormon zu tun, dem Calcitonin. Es wird vorwiegend in den sogenannten Nebenschilddrüsen gebildet, die knotenförmig auf der Hinterseite und außerhalb der Schilddrüse liegen, aber auch in den sogenannten C-Zellen, die sich verstreut im Schilddrüsengewebe finden. Calcitonin hat die Aufgabe, Kalzium aus dem Blut zu entfernen und in den Knochen einzubauen. Ein niedriger Kalziumspiegel ruft Unruhe und Angst hervor, während ein hoher Kalziumspiegel schläfrig und gleichgültig macht. Unser Gehirn empfindet Kalzium also als Stoff, der Sicherheit vermittelt – und so »empfindet« es auch der Knochen, der davon gehärtet und mechanisch belastbarer wird.

Was wir als »Selbstbewusstsein« bezeichnen, hat auch viel mit einem weiteren Schilddrüsenhormon zu tun, dem Calcitonin

Auch hier hilft uns das Denken der alten Medizin weiter: Der Elementelehre des Hippokrates zufolge (siehe Kapitel 3: Naturheilkunde, S. 65 ff.) entspricht Kalzium im Körper dem Element »Erde«, es ist die Füllmasse im Bindegewebe, vornehmlich von Knochen und Zähnen, und dient wie der Zement im Beton von Bauwerken zur Festigung. Wenn im Alter das Element »Erde« vermehrt in das Blut einzudringen und dadurch in den Knochen Osteoporose zu erzeugen droht, sorgt die Schilddrüse dafür, das Blut, in dem nur das Element »Luft« herrschen sollte, davon rein zu halten. Das Ergebnis ist nicht nur Sicherheit und Stabilität für die Knochen und das Bindegewebe, sondern auch die Empfindung, »festen Boden unter den Füßen« zu haben, also körperliche Stabilität und die Selbstgewissheit, sich auf seinen Körper verlassen zu können.

Die Schilddrüse sorgt für Sicherheit und Stabilität für die Knochen und das Bindegewebe

Die verheerende Wirkung der Überfunktion

Dass Schilddrüsenhormon bei Unterfunktion als Lebenselixier wirken kann, wissen wir nun. Dabei ist aber noch nichts über die Überfunktion gesagt, an der heute eine wachsende Anzahl von Menschen leidet. Bei der Schilddrüsenüberfunktion verkehrt sich die wunderbare belebende Kraft des über die Schilddrüsenhormone im ganzen Körper verteilten Jods, von der wir eben gehört haben, in ihr Gegenteil. Es ist beinahe so, als hauche Gott seinen feuchtwarmen Atem nicht in die Erde ein, sondern bliese so stark, dass diese Handvoll »Erde« – das Grundgerüst des menschlichen Körpers – als Staub in alle Windrichtungen zerstreut würde.

Bei der Schilddrüsenüberfunktion verkehrt sich die Kraft des Jods in ihr Gegenteil

Was gerade noch zum Aufbau und zur Kräftigung der

Knochen führte, wird nun zur Knochenerweichung, der Osteoporose. Was eben noch zur Festigung der Gewebe führte, baut jetzt Gewebe ab, lässt es erschlaffen und wie Eis unter der Sonne wegschmelzen. Die Haare fallen aus, die eben noch aufgebauten Muskeln werden schwach und beginnen zu zittern und zu krampfen. Die angenehme Wärme und Feuchtigkeit, die gerade noch als belebend empfunden wurde, wird zur innerlichen Hitze mit Herzbeklemmung, Herzrhythmusstörungen und Bluthochdruck, während der Körper die Feuchtigkeit durch übermäßiges Schwitzen und Durchfall austreibt. Es ist fast so, als löse sich der Körper in der Schilddrüsenüberfunktion auf.

Ernste Symptome bei Schilddrüsenüberfunktion

Ebenso schlecht steht es nun auch im geistig-seelischen Bereich. Aktivität und Tatkraft kippen um in dauernde Nervosität, Angst und Panik, Gereiztheit, Aggressivität und Schlaflosigkeit. Die Persönlichkeit, die sich eben noch unter der Wärme zu dehnen und zu strecken schien, schrumpft (bildlich gesprochen) unter übergroßer Hitze zusammen und beginnt lichterloh zu brennen, denn eine ausgeprägte Schilddrüsenüberfunktion führt zu einer so starken Persönlichkeitsstörung, dass Partner und Familie den oder die Betroffene nicht mehr wiederzuerkennen glauben, und kann in Wahnsinn münden, wie man schon im 19. Jahrhundert erkannte. Überfunktion beginnt mit Nervosität und Reizbarkeit, setzt sich mit Schlafstörungen und Angsterkrankungen fort und endet bei ungebremstem Krankheitsverlauf nicht selten in Delirien mit Verfolgungswahn.[1]

Die Rolle der Schilddrüse bei ADHS

Neben anderen Hormonen wie dem Wachstumshormon (GH) ist es vor allem die Schilddrüse, die das Längenwachstum der Röhrenknochen bedingt. Auch bei Kindern, die gerade starke Wachstumsschübe hinter sich haben, bemerkt man mit großer Regelmäßigkeit Ruhelosigkeit, Rastlosigkeit und mangelnde schulische Leistungen. Das erste Zeichen davon ist oft die Aussage von Müttern: Ich erkenne mein Kind nicht mehr. Neurologen und Psychiater glauben, aus der englischen Bezeichnung Attention Deficit and Hyperactivity Syndrome (ADHS), die schon durch ihre Übersetzung in das deutsche »Aufmerksamkeitsmangel und Rastlosigkeitsstörung« etwas an Bedrohlichkeit einbüßt, die Berechtigung ableiten zu können, Kinder mit Aufputschmitteln wie Ritalin® oder Medikinet® behandeln zu dürfen. Nicht selten aber handelt es sich einfach um ein Problem, das wir in diesem Buch mit »Überfunktionstyp« der Schilddrüse bezeichnen wollen – und verbessert oder legt sich auch mit den in Kapitel 2 (siehe S. 45 ff.) geschilderten Maßnahmen. Bei genauerer Betrachtung wird man nämlich rasch feststellen, dass es sich hier meist um eine gesteigerte Aktivität der Schilddrüse (und anderer Hormone) im Wachstumsalter handelt.

Bei ADHS handelt es sich meist um eine gesteigerte Aktivität der Schilddrüse (und anderer Hormone) im Wachstumsalter

Die Schilddrüse als »Notenbankchef«

Was die gesunde Schilddrüse von anderen Hormondrüsen und Organen unterscheidet, ist nicht nur ihre Fähigkeit, einen 8-Wochen-Vorrat ihrer Hormone zu speichern und damit für Notsituationen vorzusorgen, sondern auch ihr auf den ersten Blick paradox erscheinendes Verhalten bei starken Schwankungen der Jodzufuhr. Herrscht Jodmangel, verschwendet sie Jod; wird sie mit Jod zugeschüttet, drosselt sie die Jodabgabe. Diese Neigung, in Notzeiten zu verschwenden und in Zeiten des Überflusses zu hamstern, machen sich Schilddrüsenoperateure schon seit einigen Jahrzehnten durch das sogenannte »Plummern« zunutze, indem sie vor einer Operation hohe Mengen von Jod verabreichen, um sie »lahmzulegen« und dadurch eine unkontrollierte Abgabe von Schilddrüsenhormon während oder nach einer Operation zu verhindern. Die Schilddrüse ist also fähig, ein »Überdruckventil« zu bedienen. Bei der Unterversorgung der Schilddrüse mit Jod dagegen wird sie zur Seele der Kompanie, die hungernde Soldaten mit den letzten Krümeln aus ihren Beständen versorgt, um sie kampfbereit zu stimmen. Oder, um ein weniger martialisches Bild zu verwenden: Die Schilddrüse ist dazu fähig, aus eigener Kraft wie ein Notenbankchef mit Leitzinserhöhung oder -senkung Inflation und Rezession zu steuern und dadurch für einen lang anhaltenden »Wohlstand« ohne große volkswirtschaftliche Störungen zu sorgen, was wir auf Körperebene »Gesundheit« nennen. Sie ist der Manager unter den Hormondrüsen.

Herrscht Jodmangel, verschwendet die Schilddrüse Jod; wird sie mit Jod zugeschüttet, drosselt sie die Jodabgabe

Die Schilddrüse ist der Manager unter den Hormondrüsen

Es ist unendlich wichtig, Funktionsstörungen der Schilddrüse in einem Stadium zu beheben, in dem diese Managerfunktion noch intakt ist. Diese geht selbst bei langjähriger Unterversorgung des Körpers mit Jod nie ganz verloren, sodass die am häufigsten in den Medien propagierte Unterfunktion mit Kropfbildung wahrscheinlich das noch am einfachsten zu behandelnde Krankheitsbild darstellt, wenn sich auch in fortgeschrittenen Fällen der Kropf und Schilddrüsenknoten nur mehr zum Teil zurückbilden werden. Bei der Schilddrüsenüberfunktion aber hängt viel davon ab, ob sich bereits autonomes Gewebe von der Schilddrüse abgekoppelt hat und ob noch keine oder nur sehr geringe Antikörperbildung vorliegt, wie sie für fortgeschrittene Autoimmunkrankheiten wie den Morbus Basedow oder die Hashimoto-Thyreoiditis charakteristisch sind. Sehr oft sind in diesen Fällen schon über Jahre leichtere Überfunktionszeichen ignoriert worden.

Auch bei leichteren Funktionsstörungen berichten Betroffene bereits über eine deutliche Einschränkung der Lebensqualität

Auch bei leichteren Funktionsstörungen, die wir in diesem Buch als »Überfunktionstyp« und »Unterfunktionstyp« bezeichnen und bei denen noch relativ geringe messbare Zeichen einer Schilddrüsenerkrankung vorliegen, berichten Betroffene bereits über eine deutliche Einschränkung der Lebensqualität. Das ist nicht weiter verwunderlich, denn eine vitale Schilddrüse ist nicht nur Zentrum eines funktionierenden Hormonsystems, sondern auch das Geheimnis jener »Mitte«, die wir durch Entspannungsübungen und in der Spiritualität suchen, und somit ein Grundbaustein unserer Gesundheit. Über- und Unterfunktionen der Schilddrüse aber hindern uns daran, ein reiches und erfülltes Leben zu führen.

Möglichkeiten der Schilddrüsenabklärung

Am Anfang steht in der Medizin immer die Diagnose, und sie ist das Resultat einer Bestandsaufnahme. Am wichtigsten ist hier meiner Erfahrung nach die Befindlichkeit, aus der wir den Aktivitätsgrad der Schilddrüse ablesen können – siehe das »Schilddrüsenquiz« auf Seite 37. Da es sich dabei aber letztlich immer um subjektive Befunde handeln wird, sollte man immer versuchen, Möglichkeiten der Apparatemedizin zu nutzen, um diese Befunde objektiv einzuordnen. In manchen Fällen greifen diese Messmethoden zu kurz, in vielen Fällen aber gelingt es, den Schweregrad der Schilddrüsenkrankheit zu bestimmen.

Man sollte Möglichkeiten der Apparatemedizin nutzen, um Befunde objektiv einzuordnen

Ultraschall – zeigt Größe und Struktur der Schilddrüse

Bei Frauen gilt eine Schilddrüse mit einem Gewicht von 18 g und beim Mann von 25 g als normal. Von einem »Kropf«, also einer vergrößerten Schilddrüse, spricht man spätestens dann, wenn diese mit freiem Auge als Schwellung an der Vorderseite des Halses unter dem Kehlkopf sichtbar wird. Gerade bei zurückgeneigtem Kopf können Sie diese Schwellung gut feststellen. Auch eine deutlich tastbare Schilddrüse gilt als krankhaft, vor allem, wenn sie verhärtet ist. Durch sorgsames Befühlen des Halses können Sie auch Schwellungen von Lymphknoten spüren.

Wann spricht man von einem »Kropf«?

Da diese Messmethode aber etwas unsicher ist, sind

Beim Ultraschall kann man die Schilddrüse gut einsehen

Ärzte schon vor gut 20 Jahren dazu übergegangen, diese Untersuchung durch eine Sonografie, den Ultraschall, zu ersetzen. Dabei kann man die Schilddrüse gut einsehen. Man sieht Schnittbilder des rechten und des linken Lappens und die Verbindungsbrücke, die unter dem Schildknorpel vorbeiführt. Sieht die Schilddrüse schlank aus, ist sie wahrscheinlich nicht vergrößert. Ein rundlicher Gesamteindruck dagegen ist schon ein Hinweis auf eine Verdickung, meist durch Jodmangel.

Das normale Schilddrüsengewebe sieht hellgrau strukturiert aus, ein typischer Anblick mit hohem Wiedererkennungseffekt. Innerhalb des Gewebes können sich Knoten oder Zysten (mit Flüssigkeit gefüllte Hohlräume) abgrenzen. Helle Knoten sind Hinweise auf Bindegewebsverdichtungen, mit Flüssigkeit gefüllte Zysten sind völlig schwarz. Knoten, die sich gut vom Nachbargewebe abgrenzen, sind wahrscheinlich gutartig. Bösartige Tumoren erscheinen im Ultraschall außerdem eher dunkel. Auch der Befall von Lymphknoten kann auf einen bösartigen Tumor hinweisen. Dunkle Spalten oder Striemen im Gewebe sind oft Hinweise auf eine Entzündung. Sie merken schon: Die Ultraschalluntersuchung bietet einen guten ersten Eindruck, liefert aber selten alle Informationen, um den Zustand der Schilddrüse sicher einzuschätzen.

Die Ultraschalluntersuchung reicht oft nicht aus, um den Zustand der Schilddrüse sicher einzuschätzen

Szintigrafie – misst die Aktivität der Hormonbildung im Gewebe

Die Schilddrüse unterscheidet nicht zwischen normalem und radioaktivem Jod. Sie verwechselt Jod sogar mit dem radioaktiven Technetium 99 und baut dieses als Jodersatz in Thyreoglobulin ein. Glücklicherweise zerfällt Technetium binnen weniger Minuten und wird dadurch unschädlich. Während es aber zerfällt, schickt es Gammastrahlen aus, die von einer Gammakamera aufgefangen und dargestellt werden können. Dieses Verfahren nennt man Szintigrafie.

Szintigrafie – so funktioniert die Untersuchung

Die Untersuchung funktioniert wie folgt: Sie bekommen eine Dosis Technetium in die Vene gespritzt, stellen sich dann vor einen Schirm und bekommen wenige Minuten später ein Bild ausgehändigt, auf dem eine schmetterlingsförmige Grafik – Ihre radioaktiv strahlende Schilddrüse – abgebildet ist. In manchen Fällen merkt man bei genauer Betrachtung, dass es einen Unterschied zwischen ihrem Aussehen im Ultraschall und in der Szintigrafie gibt. Manche Bereiche strahlen besonders intensiv, andere gar nicht. Nachdem gesundes Schilddrüsengewebe einen bestimmten Arbeitsrhythmus bei der Hormonbildung hat, kann man übertriebene Hormonbildung an der Strahlenaktivität ablesen. Bezirke, die gar kein Hormon bilden, sind dann entweder Areale mit Flüssigkeitseinlagerung oder Fremdgewebe. Der Untersucher wird nicht überrascht sein, wenn eine im Ultraschall erkennbare Zyste oder ein Bindegewebsknoten in der Szintigrafie keine Aktivität anzeigt. Ein Knoten aber, der im Ultraschall in etwa wie Schilddrüsengewebe aussah, aber keine Arbeitstätigkeit zeigt, ist dringend verdächtig auf einen Tumor und muss weiter abgeklärt werden.

Feinnadelpunktion – erlaubt die eindeutige Zuordnung von Tumorgewebe

Verdächtige Bezirke der Schilddrüse können gezielt mit einer dünnen Nadel angestochen werden

Verdächtige Bezirke der Schilddrüse können gezielt mit einer dünnen Nadel angestochen werden. Ein winziges Stück Gewebe wird mit einer leeren Spritze in die Nadelspitze aufgezogen, auf eine kleine Glasplatte, den Objektträger, gespritzt, vom Pathologen gefärbt und als histologisches Präparat unter dem Lichtmikroskop beurteilt. Auf diese Art lässt sich zweifelsfrei bestimmen, ob es sich um normales Schilddrüsengewebe handelt oder um entzündlich oder tumorös verändertes. Durch Spezialfärbungen lassen sich weitere Hinweise bei länger anhaltenden, fortgeschrittenen Schilddrüsenerkrankungen finden. Die Diagnose des Pathologen ist in der Regel das letzte Wort über den Zustand der Schilddrüse.

Die Feinnadelpunktion gehört unbedingt in die Hände eines erfahrenen Arztes

Meist aber wird Ihnen der Stich in den Hals erspart bleiben, denn die Mehrzahl der Erkrankungen kann schonender abgeklärt werden. Die Feinnadelpunktion gehört unbedingt in die Hände eines erfahrenen Arztes und sollte immer unter Beobachtung des zu punktierenden Gebietes mit Ultraschall durchgeführt werden. Die häufigste Komplikation ist die Blutung durch Anstechen eines größeren Gefäßes oder das Durchstechen der Schilddrüse mit Verletzung benachbarter Organe. Nicht selten wird auch das verdächtige Areal verfehlt und die »guten« Befunde, die dann vom Pathologen zurückkommen, bieten eine trügerische Sicherheit.

Laborbefunde – nicht immer aussagekräftig

Man kann die Hormonprodukte der Schilddrüse im Blutserum messen – ebenso wie andere Hormone oder Substanzen, die in Form von Regelkreisen mit der Schilddrüse zusammenarbeiten. Viele Ärzte glauben, dass es mit der Bestimmung der Hormonwerte im Blut getan ist, denn sie schreiben dieser Untersuchung jene Bedeutung zu, die ihnen von medizinischen Wortführern an Universitäten, in der Pharmaindustrie und Gesundheitspolitik seit Jahrzehnten zugewiesen wird. Dahinter steht die folgende Theorie: Die Schilddrüsenhormone Thyroxin (T4) und Trijodthyronin (T3), die »frei« – also nicht gebunden an Eiweißkörper – im Serum gemessen werden können, liefern eine Aussage über den Aktivitätsgrad der Schilddrüse, und das von der Hirnanhangsdrüse abgesonderte Thyreotropin (TSH) ist der Messfühler, der anzeigt, ob ausreichend Hormone vorliegen. Steigt sein Serumspiegel, aktiviert das die Schilddrüse, denn es müssen mehr Hormone gebildet werden. Sinkt er, dann tut er das, weil nun wieder genügend T3 und T4 vorhanden sind.

Viele Ärzte glauben, dass es mit der Bestimmung der Hormonwerte im Blut getan ist

Dass das nicht immer so ist, sollen folgende Fallbeispiele zeigen. Unvergesslich blieb mir das Schicksal von Frau P., einer 60-jährigen Patientin, mit der ein enges persönliches, fast familiäres Verhältnis bestand. Anders lässt sich nicht erklären, dass sie bei mir damals ein Jahr lang in Behandlung blieb, obwohl sich ihr Zustand in dieser Zeit immer weiter verschlechterte. Sie litt unter wiederkehrendem Vorhofflimmern, einer Rhythmusstörung des Herzens, deren Ursache nicht selten eine Schilddrüsenüberfunktion ist. Die Patientin war schon mehrmals in der

Schilddrüsenüberfunktion bei normalen Werten – Fallbeispiel

Herzklinik gewesen, wo ihr Zustand nach allen Regeln der Kunst abgeklärt wurde, unter anderem auch mithilfe der Bestimmung des TSH-Spiegels, der im Normalbereich lag. Weitere Probleme: Blutdruckkrisen, Angstattacken, vermehrtes Schwitzen, Durchfall – kurz: alles, was man auch mit einer Schilddrüsenüberfunktion in Verbindung bringen könnte. Ich bestimmte das freie T3 und T4 und das TSH im Blut. Ergebnis: Normalbefund, alles im mittleren Bereich.

Es begann eine Odyssee von diagnostischen und therapeutischen Maßnahmen, bis ich endlich auf den Gedanken verfiel, die Blutwerte zu ignorieren

Es begann nun eine Odyssee von diagnostischen und therapeutischen Maßnahmen, bis ich endlich auf den Gedanken verfiel, die Blutwerte zu ignorieren und die Schilddrüse näher zu untersuchen. Sie war normal groß, zeigte aber im rechten Lappen einen dunklen Knoten, der dann in der Szintigrafie heftige Aktivität zeigte, ein sogenanntes »autonomes Adenom«. Normalerweise gilt diese Bezeichnung nur als gültig, wenn der Rest der Schilddrüse aufgrund dieses Knotens die Arbeit einstellt, da schon genug Hormone gebildet werden. Wirklich zulässig ist sie nur, wenn dann auch im Blut eine Erhöhung der Schilddrüsenwerte messbar wird. In diesem Fall hatten wir völlig normale Werte und auch nur eine geringfügige Mehrspeicherung im Adenom bei ansonsten normal arbeitender Schilddrüse. Das Ergebnis war, dass ich die Patientin einem Endokrinologen vorstellte, der die Befunde als nicht ausreichend ansah, um therapeutisch einzugreifen. Erst die Bekanntschaft mit einem endokrinologisch versierten Chirurgen führte dazu, dass der Patientin die rechte Schilddrüse samt Adenom entfernt wurde. In den letzten Wochen hatte sie Blutdruckkrisen, die durch zahlreiche Medikamente nicht mehr einzustellen, Angstattacken und Schlafstörungen, die mit Beruhigungsmitteln nur bedingt in den Griff zu bekommen waren und eine rasante Gewichtsabnahme, die trotz Gabe von Carbimazol, einem Mittel gegen Schilddrüsenüberfunktion, nicht zu bremsen war.

Kaum war Frau P. aber operiert, normalisierte sich ihr Blutdruck und ihr Gewicht, sie schlief wieder normal und hatte keine Ängste mehr. Nur das Vorhofflimmern, das schon über viele Monate bestand, bildete sich zum Leidwesen der Patientin in den folgenden Jahren nicht mehr zurück. Zwischen Krankheit und Diagnosestellung war zu viel Zeit verstrichen, weil alle behandelnden Ärzte sich darauf verlassen hatten, dass normale Schilddrüsenhormone im Blut auch eine normale Schilddrüsenfunktion bedeuten. So war es auch trotz stärkster Beschwerden bis kurz vor der Operation geblieben, als sich die Werte leicht an die Grenze des Normalbereiches bewegten. Es bestand in diesem Fall eine extreme Schilddrüsenüberfunktion ohne Laborveränderungen.

Kaum war Frau P. operiert, normalisierte sich ihr Blutdruck und ihr Gewicht

In den Jahren, die seither vergangen sind, habe ich einige weitere Fälle kennengelernt, in denen deutliche Zeichen einer Schilddrüsenstörung vorlagen, und das bei völlig normalen Werten: die knapp 70-jährige Angstpatientin mit therapieresistenten Schlafstörungen, der erst durch Radiojodtherapie geholfen werden konnte; die 45-jährige Frau mit zunehmender Trägheit, Übergewicht und Verstopfung, die sich auf die Gabe von Schilddrüsenhormon normalisierte; die 55-Jährige mit Depression, die durch Schilddrüsenhormon wieder fröhlich wurde – sie alle

Weitere Fälle von Schilddrüsenstörung bei völlig normalen Werten

haben eines gemeinsam: Ihre Schilddrüsenwerte im Blut waren immer normal.

Sie sollten als Therapeut wie auch als Patient nicht den Fehler begehen, aufgrund normaler Werte zu glauben, dass alles in Ordnung ist

Aus diesen Fällen kann man folgenden Schluss ziehen: Die Bestimmung der Schilddrüsenhormone ist wertvoll, denn wenn sie krankhafte Spiegel aufweisen, bestätigen sie einen Grundverdacht, den man aus den Beschwerden der Betroffenen geschöpft hat. Sie sollten aber als Therapeut wie auch als Patient nicht den Fehler begehen, aufgrund normaler Werte zu glauben, dass alles in Ordnung ist. Diese Erkenntnis findet zwischenzeitlich auch schon vereinzelt wissenschaftliche Anerkennung, zum Beispiel in einer dänischen Studie aus dem Jahr 2002[2].

Autoantikörper und Tumormarker – zum Einordnen des Schweregrads von Schilddrüsenerkrankungen

Mit dem Begriff »Überfunktion« und »Unterfunktion« ist noch nichts über den Schweregrad einer Schilddrüsenerkrankung gesagt

Heute hat man längst erkannt, dass mit dem Begriff »Überfunktion« und »Unterfunktion« noch nichts über den Schweregrad einer Schilddrüsenerkrankung und ihren wahrscheinlichen Verlauf gesagt ist. Auch das Ausmaß der Knotenbildung ist wenig aussagekräftig. Größere Bedeutung hat da schon die Bestimmung von Autoantikörpern, die als Anhalt für eine entzündliche Selbstzerstörung der Schilddrüse genommen werden können. Vorerst ein Wort zur Beruhigung: Sie sollten sich nicht vom schrecklichen Wort »Autoantikörper« beirren lassen. Antikörper sind von Immunzellen produzierte Eiweißkörper und garantieren generell eine gut funktionierende Infektabwehr. Autoantikörper sind Antikörper gegen den eigenen Körper. Sie finden sich aber in Spuren bei vielen Menschen und sind wahrscheinlich unbedenklich. Nur in ganz seltenen Fällen ist es so, dass eine große Menge dieser Antikörper gebildet wird, und dann kommt es zu dramatischen, oft lebensbedrohlichen Verläufen.

Nur in ganz seltenen Fällen werden gefährliche Mengen von Autoantikörpern gebildet

TPO-AK (Thyreoidea-Peroxidase-Antikörper)
TPO-Antikörper (auch bekannt als mikrosomale Antikörper, MAK) kommen bei vielen Gesunden vor und werden erst dann als krankhaft eingestuft, wenn ihre Menge 200 U/l Blut übersteigt. Selbst dann gibt es Situationen, in denen dieses Phänomen noch als normal bezeichnet werden kann. So weisen 10% aller Frauen nach der Geburt eines Kindes diese hohen Werte auf, ohne dass die Schilddrüse dabei zu Schaden kommt. Treten allerdings Symptome einer Schilddrüsenüberfunktion auf, könnte es sich in diesen Fällen um eine sogenannte Post-partum-Thyreoiditis (nachgeburtliche Schilddrüsenentzündung) handeln, die meist wieder von selbst ausheilt, in seltenen Fällen aber nach einer kurzen Phase der Überfunktion in eine Unterfunktion übergeht.
Der TPO-AK ist auch in den überwiegenden Fällen der Hashimoto-Erkrankung (siehe S. 140 ff.) deutlich erhöht.

Tg-AK (Thyreoglobulin-Antikörper)
Diese Antikörper richten sich gegen das Thyreoglobulin, das Hauptprodukt der Schilddrüse, von dem die Schilddrüsenhormone abgespalten werden. Auch hier gelten Werte über 200 U/l als krankhaft. Meist bedeuten hohe Mengen an Tg-AK, dass man eine schwere Schilddrüsenerkrankung hat, zum Bei-

Diese Antikörper richten sich gegen das Thyreoglobulin

spiel den Morbus Basedow, die Hashimoto-Erkrankung, die Post-partum-Thyreoiditis oder sogar Schilddrüsenkrebs. In manchen Fällen verbergen sich dahinter weitere Autoimmunerkrankungen wie die Perniziöse Anämie, die vor allem die Magenschleimhaut befällt, oder die Myasthenia gravis, die zu Muskelschwäche führt.

TRAK (TSH-Rezeptor-Antikörper)

Er wird von der Schilddrüse mit dem TSH verwechselt. Wenn sich der TRAK an Schilddrüsengewebe ankoppelt, führt das missverständlich zu einer übersteigerten Bildung von T3 und T4 – und somit zur Überfunktion. Der TRAK ist vor allem beim Morbus Basedow erhöht und gilt fast schon als beweisend dafür, dass diese Erkrankung vorliegt. Besonders hohe Werte sind ein Hinweis darauf, dass es sich um eine schwere Verlaufsform handelt. Gelingt es, diesen Wert zu senken, ist das auch ein Hinweis auf eine erfolgreiche Therapie. Werte über 14 U/l werden als krankhaft eingestuft.

Der TRAK ist vor allem beim Morbus Basedow erhöht

Tumormarker

Eine weitere Möglichkeit, das Vorliegen einer bösartigen Tumorerkrankung im Blut nachzuweisen, sind die sogenannten Tumormarker. Darunter werden verschiedenste Eiweißkörper verstanden. Der C-Zell-Tumor, eine Form von Schilddrüsenkrebs, geht mit der vermehrten Bildung von Calcitonin einher, dem Hormon, das in geringem Maße von Schilddrüse und Nebenschilddrüse gebildet wird, um Kalzium aus dem Blut zu entfernen und in die Knochen einzubauen.

Tumormarker – eine weitere Möglichkeit, das Vorliegen einer bösartigen Tumorerkrankung im Blut nachzuweisen

Auch das Thyreoglobulin gilt als Tumormarker, denn es ist fest in der Schilddrüse gebunden und kommt bei Gesunden im Blut nur ausnahmsweise und in geringen Mengen vor. Bricht es vermehrt in die Blutbahn ein, steckt meist ein bösartiger Tumor dahinter. Auch Fernabsiedlungen von Schilddrüsenkrebs können Thyreoglobulin beinhalten, weshalb seine Bestimmung gerade nach der operativen Entfernung der verkrebsten Schilddrüse hilfreich sein kann, um eventuelle Tochtergeschwüre aufzuspüren.

»Überfunktionstyp« oder »Unterfunktionstyp«? – Das große Schilddrüsenquiz

Bei den meisten Menschen steht die Frage der Schilddrüsenleistung, also das Ausmaß der Bildung von Schilddrüsenhormon, im Vordergrund. Ein Ungleichgewicht zwischen Hormonbedarf des Körpers und Hormonnachschub durch die Schilddrüse führt zu den von uns wahrgenommenen Störungen. Diese sind entweder durch überschießende Bildung oder Mangelversorgung bedingt, weshalb wir an dieser Stelle von »Überfunktionstyp«, »Unterfunktionstyp« und »Normaltyp« – einem Schilddrüsengesunden – sprechen wollen.

Bei den meisten Menschen steht die Frage der Schilddrüsenleistung, also das Ausmaß der Bildung von Schilddrüsenhormon, im Vordergrund

Haben körperliche Untersuchung, der Ultraschall der Schilddrüse und die Laborbefunde keine krankhaften Veränderungen ergeben, ist davon auszugehen, dass eine Funktionsstörung der Schilddrüse von Ihnen in Eigenregie in relativ kurzer Zeit behoben werden kann. Die dazu nötigen Hilfsmittel will Ihnen

Nötige Hilfsmittel, um leichte Funktionsstörungen der Schilddrüse in Eigenregie zu beheben …

dieser Ratgeber an die Hand geben. Dazu gehört die Steuerung der Jodaufnahme über die Nahrung, der gezielte Einsatz von Schüßler-Salzen und mit Bedacht ausgewählter homöopathischer Arzneien ebenso wie die wohlüberlegte Anwendung pflanzlicher Arzneien in Form von Tees oder Kräuterkapseln aus der Apotheke. Über die Jodzufuhr wollen wir in Kapitel 2 (siehe S. 45 ff.) reden und über die Naturheilkunde der Schilddrüse in Kapitel 3 (siehe S. 65 ff.).

… deren Einsatz auch bei schweren Störungen sinnvoll ist

Aber auch für den Fall, dass bei der ärztlichen Untersuchung schon erhebliche Veränderungen gefunden wurden, die einer ärztlichen Behandlung bedürfen, wollen wir Sie nicht allein lassen. Auch in diesen Fällen, in denen über einen bestimmten Zeitraum schulmedizinische Maßnahmen notwendig sind, wird eine bewusste Lebensführung und der zielgerichtete Einsatz der Naturheilkunde von großer Wichtigkeit sein, denn sie bilden die Grundlage des Erfolgs schulmedizinischer Maßnahmen und garantieren, dass es nicht nur zu einer vorübergehenden Besserung, sondern zur Heilung kommen kann.

Bevor Sie sich aber überhaupt auf eine Schilddrüsentherapie einlassen, sollten Sie das folgende »Schilddrüsenquiz« machen. Es erlaubt Ihnen die Einordnung des Schweregrads einer Schilddrüsenstörung und ist auch bei laufender Behandlung hilfreich, um zu überprüfen, ob einzelne Therapien überhaupt anschlagen und inwieweit sie noch angepasst werden müssen.

Das Schilddrüsenquiz

Für jede der folgenden Aussagen, die auf Sie zutreffen, geben Sie sich die dahinter stehende Punktzahl. Am Ende addieren Sie alle Punkte zusammen.

	Punkte
1. Ihre Hände sind immer warm, manchmal heiß und oft feucht.	*2*
2. Sie haben wenig Ängste.	*1*
3. Sie haben fast immer Durst und trinken gern Kühles.	*2*
4. Sie können sich nicht mehr freuen wie früher.	*0*
5. Sie können nie still sitzen, sind immer tätig und leisten mehr als alle anderen, sind aber auch dauernd ausgepowert.	*2*
6. Ihr Partner wirft Ihnen vor, dass man sich auf Ihre Gefühle nicht mehr verlassen kann.	*2*
7. Sie werden manchmal von starken Ängsten geplagt.	*2*
8. Ihre Hände sind meist warm und eher trocken.	*1*
9. Ihre Unterschenkel sind durch eine teigige Flüssigkeitseinlagerung dicker geworden.	*0*
10. Sie trinken prinzipiell nur Warmes und eher wenig. Wenn Sie viel Flüssigkeit aufnehmen, merken Sie, dass sie im Gewebe eingelagert wird.	*0*
11. Sie haben keine Lust auf Sex.	*0*

Dieses Schilddrüsenquiz erlaubt Ihnen die Einordnung des Schweregrads einer Schilddrüsenstörung

Summe: _____

Dieses Schilddrüsenquiz ist auch bei laufender Behandlung sinnvoll …

	Punkte
12. Es gibt immer wieder einmal Situationen, in denen Sie vor Hitze vergehen könnten und sich am liebsten die Kleider vom Leib reißen würden.	*2*
13. Ihr Herzschlag liegt meist bei über 70 Schlägen pro Minute und steigt schon bei geringer Anstrengung auf über 100 Schläge pro Minute. Bei starker Anstrengung wird er so schnell, dass Sie ihn kaum messen können.	*2*
14. Sie schlafen schlecht ein und durch.	*2*
15. Sie haben häufig Durchfall.	*2*
16. Ihr Herzschlag liegt meist um 60 Schläge pro Minute, bei Anstrengung um 120 Schläge pro Minute. Sie spüren Ihren Herzschlag in Ruhe nur, wenn Sie darauf achten.	*1*
17. Ihre Hände sind meist kühl und trocken.	*0*
18. Sie sind antriebslos, immer müde und haben Schwierigkeiten, Ihre Leistung zu bringen.	*0*
19. Ihre Hände zittern sehr leicht.	*2*
20. Es ist Ihnen peinlich, dass Sie aus geringstem Anlass schwitzen.	*2*
21. Wenn Sie normal essen, nehmen Sie nicht zu; durch weniger essen verlieren Sie Gewicht.	*1*
22. Sie machen alles langsamer als andere.	*0*
23. Sie verlieren viel mehr Haare als früher, vor allem an den Schläfen.	*2*

Summe: _____

	Punkte
24. Sie schlafen in der Regel tief und fest, wachen aber bei lauten Geräuschen auf.	1
25. Sie essen viel und oft, haben aber trotzdem immer wieder Heißhunger.	2
26. Sie schwitzen nur, wenn es sehr warm ist.	1
27. Egal, wie viel Sie essen, Sie halten immer Ihre schlanke Figur.	2
28. Im Winter, in der kühlen Übergangszeit und bei nassem Wetter fühlen Sie sich wohl.	2
29. Wenn es kalt ist, kühlen Sie aus, meist aber ist Ihnen in Kleidern angenehm warm.	1
30. Sie haben keine Herzrhythmusstörungen.	1
31. Sie schlafen viel und sind trotzdem müde.	0
32. Ihr Herzschlag ist sehr langsam, meist unter 60 Schlägen pro Minute, und bei Anstrengung geht er kaum über 100 Schläge pro Minute, obwohl Sie schon bei geringer Anstrengung völlig erschöpft sind.	0
33. Sie sind morgens gut ausgeruht und leistungsfähig.	1
34. Sie erkälten sich nur selten.	1
35. Ihr Blutdruck ist höher als früher, der zweite, diastolische Wert liegt über 100 mmHg.	2

... um zu überprüfen, ob einzelne Therapien anschlagen und inwieweit sie angepasst werden müssen

Summme: _____

Was trifft alles auf Sie zu?

	Punkte
36. Sie sind ruhig und ausgeglichen, können aber auch einmal laut werden, wenn es notwendig ist.	*1*
37. Ihr diastolischer Blutdruck liegt unter 90 mmHg.	*1*
38. Sie fühlen sich nur im Sommer halbwegs wohl, ansonsten ist es Ihnen immer zu kalt.	*0*
39. Sie sind in Prüfungssituationen viel nervöser als früher.	*2*
40. Ihre Stimme ist rau und heiser geworden.	*0*
41. Sie sind so ruhig, dass man schon von Gleichgültigkeit sprechen kann. Bei Bedrohungen reagieren Sie apathisch und teilnahmslos.	*0*
42. Egal, wie wenig Sie essen, Sie nehmen doch eher weiter zu. Nur durch Nulldiät lässt sich Ihr Gewicht halten.	*0*
43. Ihre Haut ist kühl und trocken und schuppt sich an manchen Stellen.	*0*
44. Sie sind viel ungeduldiger und in Ihrem Urteil unerbittlicher als früher.	*2*
45. Sie reagieren auf den geringsten Anlass wie ein »HB«-Männchen.	*2*
46. Sie bringen Ihre Leistung, ruhen aber auch gerne aus. Bei Bedarf können Sie auch lange und gut arbeiten.	*1*
47. Sie sind nach dem Sport immer noch gut drauf.	*1*

Summe: _____

	Punkte
48. Sie frieren fast immer, mitunter sogar im Sommer, und sind immer wärmer angezogen als andere.	*0*
49. Sie haben in letzter Zeit Herzrhythmusstörungen bekommen.	*2*
50. Ihre Grundstimmung ist wach und gut gelaunt.	*1*
51. Am liebsten sind Ihnen ausgeglichene, warm-trockene Temperaturen.	*1*
52. Sie haben selten Durst, haben aber kein Problem damit, bei Gelegenheit viel Flüssigkeit zu trinken.	*1*
53. Sie haben einen gut geformten Stuhl und regelmäßigen Stuhlgang.	*1*
54. Sie gelten als verlässlich und besonnen.	*1*
55. Sie haben wenig Selbstbewusstsein und sind meist gedrückter Stimmung.	*0*
56. In Belastungssituationen bleiben Sie ruhig und verständnisvoll.	*1*
57. Ihr Blutdruck ist niedriger als früher, der zweite, diastolische Wert liegt unter 80 mmHg.	*0*
58. Ihr Stuhlgang ist träge und kommt nur alle paar Tage.	*0*
59. Sie hören schlechter als früher.	*0*
60. Ihr Gang ist gemächlicher und unsicherer geworden.	*0*

Jetzt können Sie alle Punkte zusammenaddieren

Summe: _____

Gesamt: _____

Was für ein »Typ« sind Sie?

Auswertung:

0–20 Punkte: Unterfunktionstyp

Es bestehen bei Ihnen deutliche Hinweise auf eine Schilddrüsenunterfunktion. Diese kann mehr oder minder stark ausgeprägt sein und auch durch andere Krankheiten oder Störungen hervorgerufen oder verschlechtert werden. Im Allgemeinen aber ist anzunehmen, dass sich die Beschwerden entweder durch die Steigerung der Jodzufuhr oder von Schilddrüsenhormon verbessern werden.

20–40 Punkte: Normaltyp

Das Gesamtbild Ihrer Aussagen spricht gegen eine Schilddrüsenfunktionsstörung. Es ist sehr wahrscheinlich, dass Ihre Jodversorgung ausreichend und angemessen ist und dass ungeachtet der Möglichkeit, dass Schilddrüsenerkrankungen vorliegen können, die Leistungsfähigkeit des Organs noch gegeben ist.

40–60 Punkte: Überfunktionstyp

Es bestehen deutliche Hinweise auf eine Schilddrüsenüberfunktion. Diese kann mehr oder minder stark ausgeprägt sein und auch durch andere Krankheiten oder Störungen hervorgerufen oder verschlechtert werden. Im Allgemeinen aber ist anzunehmen, dass sich die Beschwerden verbessern werden, wenn Sie möglichst wenig Jod zu sich nehmen und Medikamente einnehmen, die die Produktion von Schilddrüsenhormon hemmen.

Je weiter Sie bei diesem Test im krankhaften Bereich liegen, desto stärker ausgeprägt ist auch bereits die Schilddrüsenfunktionsstörung, an der Sie leiden, und desto wahrscheinlicher ist es, dass medizinische Diagnostik auch eindrucksvolle Werte liefert. Aber auch »normale« Laborbefunde können eine Schilddrüsenstörung maskieren, wie wir schon erfahren haben. In seltenen Fällen kann aber auch ein Schilddrüsenkranker bei diesem Test in den Bereich »Normaltyp« fallen, und zwar dann, wenn die Schilddrüse trotz aller Probleme zumindest noch über einen beschränkten Zeitraum eine ausreichende Hormonproduktion sicherstellt. Ursachen für die irrtümliche Einstufung in den Normaltyp können auch fehlerhafte Selbsteinschätzung oder Funktionsstörungen oder Erkrankungen von anderen Organen sein. So wird augenblicklich einleuchten, dass jemand mit Darmverschluss schlechten Stuhlgang, mit fortgeschrittener Herzschwäche oder Asthma einen raschen Puls hat oder dass Menschen in warmen Klimazonen mit Schilddrüsenunterfunktion mildere körperliche Symptome haben. Auch bei den seelischen Symptomen ist klar, dass Ruhe oder Rastlosigkeit auch sehr stark von den Anforderungen der Umgebung abhängen können. Aber auch hier hilft Ihnen das Quiz zu beurteilen, inwieweit diese Belastung schon zu einer Schilddrüsenfunktionsstörung geführt haben könnte. Auf jeden Fall sollten Sie, wenn dieses Quiz ergeben hat, dass Ihre Schilddrüse vermutlich nicht richtig funktioniert, diagnostische Abklärung suchen, um zu ergründen, warum das so ist.

Je weiter Sie bei diesem Test im krankhaften Bereich liegen, desto stärker ausgeprägt ist auch bereits die Schilddrüsenfunktionsstörung

Was Sie bei der Auswertung des Tests beachten sollten

An dieser Stelle des Buches wissen Sie aber doch in

den meisten Fällen, wo Sie in Bezug auf Ihre Schilddrüsenfunktion stehen. Nun wollen wir sehen, was sich unternehmen lässt, um Sie von einem Über- oder Unterfunktionstyp in einen Normaltyp – also einen gesunden Menschen mit ausgeglichener Schilddrüsenfunktion – zu verwandeln.

Die richtige Jodzufuhr

Naturbelassene Nahrung für eine gesunde Schilddrüse

Mittlerweile finden Sie in den im Supermarkt angebotenen industriell hergestellten Nahrungsmitteln eine solche Fülle von Geschmacksverstärkern, Lebensmittelfarben, Konservierungsstoffen und vieles andere mehr, dass man mittlerweile schon von einem groß angelegten »Versuch« sprechen muss, die Widerstandsfähigkeit des menschlichen Körpers gegen anorganisches, in Laboren zusammengemischtes Material zu prüfen. Der Stoffwechsel des Menschen ist enorm belastbar, vor allem bei Jugendlichen und jungen Erwachsenen, deren Darm, Leber und Nieren noch hohe Enzymaktivitäten aufweisen. Je älter aber der Mensch wird, desto stärker muss er damit rechnen, dass sich an verschiedenen Orten des Körpers Fremdstoffe ablagern und das Körpereiweiß verändern.

Je älter der Mensch wird, desto stärker muss er damit rechnen, dass sich an verschiedenen Orten des Körpers Fremdstoffe ablagern

Dagegen sind »Ausleitungen«, wie sie in der Naturheilkunde angeboten werden, nur eingeschränkt wirksam. Das betrifft auch die Schilddrüse, die im Versuch, an die Lebensessenz zu kommen, leider relativ unkritisch alles an sich rafft, das wie Jod-Ionen aussieht. Wenn Sie sehen, dass sie bereitwillig die für die Szintigrafie so nützlichen radioaktiven Technetium-Ionen aufnimmt, einem Metall, das in der Periodentabelle der Elemente zehn Schritte weit vom Jod entfernt liegt und schon einer anderen Gewichtsklasse angehört, muss man leider befürchten, dass die Schilddrüse auch auf andere benachbarte Metalle wie z. B. Silber, Zinn, Cadmium, Barium, Cäsium reagiert, die in hohen Dosierungen ihre Giftigkeit für den Menschen längst erwiesen haben. Unter diesen ist Lithium ein relativ gut verträgliches Metall, das man deshalb auch schon therapeutisch bei Überfunktion genutzt hat, denn es kann die Freisetzung der Schilddrüsenhormone wie auch die Umwandlung von T4 zu T3 unterbinden. Allerdings hat es jede Menge Nebenwirkungen, darunter Kropfbildung, wie übrigens auch Chrom. Die Schilddrüse gibt sich auch mit Blei zufrieden, und wenn es – wie zum Beispiel in Automechanikerwerkstätten – zu hoher Bleibelastung kommt, führt dies nachweislich zu einer Senkung des Schilddrüsenhormonspiegels im Körper.[3]

Wir müssen darauf achten, dass Wasser und Nahrung möglichst unbelastet von Metallen und weiteren Schadstoffen sind

Aufgrund dieser Gefahren müssen wir Konsequenzen für die Schilddrüsengesundheit ziehen und darauf achten, dass Wasser und Nahrung möglichst unbelastet von Metallen und weiteren Schadstoffen sind. Diese Aufmerksamkeit ist umso wichtiger in Fällen, in denen die Schilddrüse bereits erkrankt oder – wie im Falle der Hashimoto-Thyreoiditis – bereits entzündet und im Prozess der Selbstauflösung begriffen ist.

Zu den Schadstoffen, bei denen die Jodverwertung im Körper gestört ist, zählen außerdem hohe Nitratwerte und Huminsäuren im Grundwasser, Dioxin und PCB sowie Thiocyanate aus Zigarettenrauch.

Wie viel Jod ist gesund?

Wir haben schon eingangs erwähnt, dass die Schilddrüse ein zu großen Teilen aus Jod bestehendes Organ ist und dass die sogenannten Schilddrüsenhormone nichts anderes sind als Versuche der Schilddrüse, Jod in eine dem Körpergewebe verständliche Sprache umzuwandeln. Jod ist also das A und O der Schilddrüsenfunktion, und die Frage, wie viel des mit der Nahrung aufgenommenen Jods dann auch in T3 oder T4 verwandelt wird, ist ein entscheidender Faktor in Hinblick auf eine Über- oder Unterfunktion der Schilddrüse.

Jod ist das A und O der Schilddrüsenfunktion

Leider gibt es auf diese Frage keine klare Antwort. Einzelne Heiler des Altertums wussten schon vor 3500 Jahren, dass die Gabe der jodhaltigen Schilddrüsen von Schafen oder der Asche jodhaltiger Meeresschwämme Menschen mit Unterfunktion half und dosierten diese Jodgaben aus natürlicher Quelle je nach Bedarf. Von Anfang an aber waren es Wissenschaftler, die gegen dieses einfache Verfahren ankämpften. So war dem römischen Arzt Vetruvius im Jahr 16 v. Chr. schon aufgefallen, dass Menschen, die im Bereich der Alpen lebten, eine Schwellung im Halsbereich aufwiesen, die mitunter groteske Größe annahm (so gibt es Geschichten darüber, dass Frauen ihre Kröpfe vor dem Stillen über die Schulter auf den Rücken schlagen mussten, um an der Brust Platz für das Kind zu schaffen), er aber hielt diese extreme Größe der Schilddrüse für eine Erbkrankheit.

Wer im Mittelalter an einem Jodmangelkropf litt, musste schon zu einem Naturheiler gehen, der die altehrwürdige Organotherapie pflegte und gesunde

Schilddrüsen an Schilddrüsenkranke verfütterte – die offizielle Medizin hielt davon nichts. Oder er lauschte zu Beginn der Neuzeit dem damals als Außenseiter der Medizin verfemten Paracelsus (1493–1541), der Schilddrüsenkranken riet, das aus Bad Hall in Oberösterreich stammende Wasser zu trinken, von dem man heute weiß, dass es besonders jodhaltig ist. Wie Paracelsus das herausgefunden hat? Wir wissen es nicht, aber die Anekdote ist ein weiterer Beweis für das Genie dieses großen Arztes.

Der Dresdener Chirurg Johann August Wilhelm Hedenus wurde im Jahr 1800 weltberühmt, als er die erste Schilddrüsenoperation wagte, schien sich aber nicht besonders daran zu stören, dass ein Großteil der Behandelten wenige Wochen nach dem Eingriff verstarb. Es war einem Nichtakademiker, dem Pariser Salpetersieder Bernard Courtois, zu verdanken, dass im Jahre 1811 das Element Jod entdeckt wurde.

Das Element Jod wurde im Jahre 1811 entdeckt

Er gewann es aus einem alten Heilmittel aus dem Mittelmeerraum, dem Blasentang, dessen medizinischer Einsatz mehr als 1000 Jahre zurückreicht. Bald erkannte man, dass Jod im menschlichen Körper zu 99% in der Schilddrüse abgespeichert wird, und das in hoher Konzentration. So liegt der Jodgehalt der Schilddrüse zwischen 5 und 20 mg. Während Meerwasser 0,05 mg/kg und Meersalz etwa 1 mg/kg Jod enthält, sind in der nur etwa 20 g schweren Schilddrüse 500–1500 mg/kg abgespeichert.

Jod wurde sehr rasch als eine Art Allheilmittel angesehen

Diese Aufsehen erregende Entdeckung führte dazu, dass Jod sehr rasch als eine Art Allheilmittel angesehen wurde. Mitte des 19. Jahrhunderts war die unkritische Gabe von Jodsalz durch Ärzte so weit fortgeschritten, dass der spöttische Spruch kursierte:

»Wenn man nicht weiß, wie, was und warum, dann verschreibt man Jodkalium.« Mit Blick auf den gegenwärtigen Stand der Jod-Diskussion in Deutschland muss man leider bemerken: Diese Episode ist heute noch nicht abgeschlossen. Man kann sogar den Entschluss der Politik in deutschsprachigen Ländern zur gesetzlich verordneten Jodierung von Nahrungsmitteln, die als Erstes in der Schweiz im Jahre 1922 erfolgte und seit den 1980er-Jahren auch schrittweise in Deutschland eingeführt wurde, als anachronistische Reaktion und Spätfolge dieser Jodbegeisterung auffassen. Damit ist es tatsächlich gelungen, den im Alpen- und Voralpenbereich vorherrschenden »Jodmangelkropf« deutlich zu reduzieren – dabei hat man im Überschwang aber alle jene Menschen vergessen, die bereits an Jodüberdosierung erkrankt sind. Von Jod-Befürwortern weitgehend ausgeblendet wird auch die Tatsache, dass dieses Element eine relativ aggressive Substanz ist. Es kann dosisabhängig lebende Gebilde wie Bakterien und Pilze töten und wird auch vom Menschen nur in ganz kleinen Mengen vertragen.

Die gesetzlich verordnete Jodierung von Nahrungsmitteln – anachronistische Reaktion und Spätfolge der Jodbegeisterung

Dieser Gefahr ungeachtet verzichtet die Wissenschaft in den meisten Studien über Nahrungsmittelergänzung darauf, mögliche Überdosierungsphänomene oder Schädigungen durch Jod überhaupt zu beachten, wie eine Analyse der sechs maßgeblichen Untersuchungen durch die Cochrane Collaboration feststellte.[4] Das Resultat sind dann häufig Erklärungen über die Unschädlichkeit von Jod, denn was man erst gar nicht misst, kann auch nicht wahrgenommen werden. Diese sind aber nachweislich falsch, wie eine chinesische Studie[5] vor einer Weile herausfand,

Erklärungen über die Unschädlichkeit von Jod – nachweislich falsch

Jodzufuhr ist nur in Maßen unschädlich

die in einem der renommiertesten medizinischen Fachblätter der Welt, dem New England Journal of Medicine, abgedruckt war. Das überraschende Ergebnis: Jodzufuhr ist nur in Maßen unschädlich. Sie kann nicht nur sehr schnell Verlaufsformen der Hashimoto-Thyreoiditis verschlechtern, sondern sogar die Unterfunktion hervorrufen, die man damit eigentlich vermeiden wollte. Die Forscher fanden heraus, dass ein Mensch mit leichtem Jodmangel nur selten, nämlich in 0,2% der Fälle, in der Unterfunktion landet. Nimmt er aber bewusst Jod zu sich und hebt damit seine Jodausscheidung moderat an (auf durchschnittlich 243 Mikrogramm Jod im Urin pro Tag), explodiert das Unterfunktionsrisiko auf mehr als das Zehnfache, nämlich auf 2,6% der Fälle. Nehmen Sie nun die Forderung des »offiziellen« Buchs der Schilddrüsenliga Deutschland e.V.[6] zu Jodkrankheiten, so viel Jod zu sich zu nehmen, dass Sie mehr als 150 Mikrogramm ausscheiden, und Sie werden schnell merken, welch gefährliches Spiel hier mit einem Element getrieben wird, das aufgrund seiner chemischen Instabilität – es kann in Verbindung mit manchen im Haushalt vorhandenen Substanzen explosive Mischungen eingehen – nicht zu Unrecht als Gefahrenstoff deklariert ist.

Jod ist nicht zu Unrecht als Gefahrenstoff deklariert

Aus medizinischer Sicht ist Jod also eine Arznei, die dosiert werden muss, wenn sie nicht zum Gift werden soll. Man weiß schon lange, dass eine übertriebene Jodzufuhr einen Kropf auslösen kann. In manchen Regionen Japans ist der Verzehr jodhaltigen Seetangs sehr hoch, sodass dort durchschnittlich 6000 Mikrogramm Jod (!) täglich mit dem Urin aus-

geschieden werden. Das Ergebnis: Etwa 6% der Bevölkerung haben eine vergrößerte Schilddrüse, die aufgrund der Jodüberlastung in eine Unterfunktion umschlägt. Der amerikanische Endokrinologe Jesse Cavett schrieb schon im Jahr 1936, dass durch große Jodmengen ein Schilddrüsenversagen, sogar mit Myxödem, dem Auftreten von Schwellungen am ganzen Körper, entstehen kann.
Aufgrund dieser Erfahrungen wurde im Jahre 2001, mehr als ein halbes Jahrhundert nach dieser Erkenntnis, endlich auch vom deutschen Bundesinstitut für gesundheitlichen Verbraucherschutz und Veterinärmedizin der Import japanischen Seetangs und von Algenblättern beanstandet mit der Begründung, dass es bei älteren Menschen durch Jodüberlastung häufiger zur Ausbildung von überaktiven Schilddrüsenknoten mit Überfunktion kommt. Dabei wurde in einer offiziellen Aussendung die von der Weltgesundheitsorganisation WHO empfohlene tägliche Jod-Verzehrmenge von maximal 500 Mikrogramm übernommen.[7] Leider hat sich diese Bestimmung gerade bei vielen Schilddrüsenexperten in Deutschland noch nicht herumgesprochen, die weiter für eine gesetzliche Jodierung von Nahrungsmitteln eintreten, bei der diese Verzehrmengen je nach persönlichen Vorlieben weit überschritten werden können.

Von der Weltgesundheitsorganisation WHO empfohlene tägliche Jod-Verzehrmenge: maximal 500 Mikrogramm

Sie sehen also das Dilemma: Wer zu wenig Jod zu sich nimmt, lebt nicht so gesund und vital, wie er könnte. Wer aber zu viel Jod abbekommt, vergiftet sich und lädt die Gefahr auf sich, Schilddrüsenkrankheiten so zu verschlechtern, dass zuletzt nur mehr

Operation oder Bestrahlung oder lebenslange Medikamenteneinnahme helfen können. Die Jodfrage erinnert an den griechischen Mythos der Argonauten, die in der Meerenge von Messina zwischen dem Fels Skylla und dem Meerungeheuer Charybdis durchsteuerten und dabei um Haaresbreite Schiffbruch erlitten hätten – eine passende Geschichte, wenn man bedenkt, dass sie von jodhaltigen Wassern umspült wurden. Jedenfalls bleibt Ihnen nicht erspart, ganz schön zu rechnen, wenn Sie in meerfernen Landschaften schilddrüsengerecht leben wollen.

Der tägliche Jodbedarf des Menschen liegt zwischen 150 und 300 Mikrogramm

Der tägliche Jodbedarf des Menschen liegt zwischen 150 und 300 Mikrogramm. Überschüssiges Jod wird hauptsächlich von der Niere ausgeschieden. Mehr als 1000 Mikrogramm – das hat auch die WHO so festgelegt – gelten als gefährlich bei Menschen mit leichter Schilddrüsenüberfunktion, die dadurch in eine schwere Verlaufsform umschlagen, und bei Hashimoto-Thyreoiditis, die sich dadurch verschlechtern kann.[8] Durch die in Deutschland betriebene Jodsalzkampagne und den erhöhten Jodgehalt industriell hergestellter Nahrungsmittel, vor allem mit Fleisch oder Milch als Inhaltsstoffen, kann es leicht zu einem Überschreiten dieser Mengen kommen.

Durch Jodsalzkampagne und erhöhten Jodgehalt industriell hergestellter Nahrungsmittel kann es leicht zu einem Überschreiten dieser Mengen kommen

Wie viel Jod der einzelne Bürger abkriegt, weiß dadurch längst keiner mehr, und das ist ganz schön gefährlich. Lose abgegebene Produkte wie Fleischwaren und Backwaren sind seit 1989 per Gesetz in Bezug auf ihren Jodgehalt generell nicht deklarierungspflichtig. Menschen mit einer bereits überaktiven Schilddrüse werden dadurch im Alltag unablässig mit Jod konfrontiert, ein Missstand, der von der Gesundheitspolitik zum Wohle des Bevölkerungsteils, der an Jodmangelerscheinungen leidet, bewusst in Kauf genommen wird – eine moralische und rechtliche Schieflage, denn in Einzelfällen kann es bei bereits Schilddrüsenkranken zu dramatischen und sogar lebensbedrohlichen Zwischenfällen kommen.

Man kann auch in eine Jodunterversorgung kommen

Andererseits muss man klarstellen, dass ein Mensch, der naturbelassene Nahrungsmittel einkauft und selbst unter Vermeidung jodhaltigen Salzes zubereitet, tatsächlich in eine Unterversorgung kommen kann. Ich habe hier die Probe aufs Exempel gemacht und an einem schönen, geruhsamen Sonntag meine über den Tag verteilte Nahrungsaufnahme abgewogen und auf ihren Jodgehalt hin überprüft:

200 g Apfel
50 g Butter
200 ml Kaffee
100 g Karotte
50 g Lachs
350 g Melone
100 g Mischkornbrötchen vom Bäcker
140 g Mohnschnecke vom Bäcker
15 g Mozzarella
17 g Parmesankäse
100 g Pfirsich
50 g Reis
120 g Rhabarber
7 g Salz
160 g Sojapudding
10 g Sojasahne

160 g Spargel
60 g Tomate
1,6 l Wasser
140 g Weißbrot vom Bäcker
40 g Wurst

Ohne Berücksichtigung der Salzmenge ergibt sich daraus eine Menge von 140 Mikrogramm Jod, für ein ausgewachsenes Exemplar Mensch bestimmt zu wenig. Verwendet man nun gewöhnliches Siedesalz, das als Kochsalz im Laden erhältlich ist, erhöht sich diese Menge nur unzureichend um etwa 1 Mikrogramm Jod. Wählt man Steinsalz – das unverfälschte Salz aus dem Bergwerk, bekannt auch als Kristallsalz oder »Himalaja«-Salz –, kommt man auf 15 Mikrogramm. Erst wenn Jodsalz verwendet wird, dem industriell Jod beigemischt wurde, erhöht sich der Jodanteil noch einmal um etwa 140 Mikrogramm. Zusammen ergeben sich nun 280 Mikrogramm, eine durchaus befriedigende Menge für einen großen, kräftig gebauten Erwachsenen, aber vielleicht schon etwas zu viel für einen untersetzten Schlanken.

Ohne Jodsalz führt eine durchschnittliche Ernährung also offenbar in die Schilddrüsenunterfunktion, mit Jodsalz aber womöglich schon zu einer Überversorgung

Ohne Jodsalz führt eine durchschnittliche Ernährung also offenbar in die Schilddrüsenunterfunktion, mit Jodsalz aber womöglich schon zu einer Überversorgung. Dass ein Großteil der deutschen Bundesbürger tatsächlich noch eher zu wenig als zu viel Jod abbekommt, ergab eine im Jahr 1999 an der Berliner Humboldt-Universität eingereichte Dissertation. Das Resultat: Die durchschnittliche Jodversorgung deutscher Wehrpflichtiger liegt bundesweit im Schnitt bei 130 Mikrogramm und ist somit unzureichend.[9]

Jetzt kann man die Politik schon besser verstehen. Sie propagiert die Verwendung von Jodsalz durch Nahrungsmittelhersteller, und seitdem frei abgegebene Speisen wie Wurstwaren oder Gebäck routinemäßig mit Jodsalz hergestellt werden, ist der Jodkonsum der Deutschen deutlich gestiegen. Es reicht ein Teelöffel Jodsalz täglich, das sind 5 g, um ausreichend versorgt zu sein. Diese Menge wird bei salzreichen Lebensmitteln schnell erreicht. Je stärker man sich allerdings auf abgepackte, industriell hergestellte Gerichte konzentriert, desto höher wird das Risiko einer Jodüberversorgung. So sind zum Beispiel manche kommerziell erhältlichen Fruchtsäfte wahre Jodbomben mit bis zu 250 Mikrogramm Jod/100 g.[10] (Einige Beispiele finden Sie im Serviceteil unter »Getränke«.) Ein kleines Gläschen ist da ausreichend, Ihren täglichen Jodbedarf zu decken, doch wer trinkt Fruchtsäfte schon in kleinen Gläsern? Ein halber Liter davon übersteigt die von der WHO als gesundheitsgefährdend eingestufte Dosis von 1000 Mikrogramm.

Je stärker man sich auf abgepackte, industriell hergestellte Gerichte konzentriert, desto höher wird das Risiko einer Jodüberversorgung

Tipps zum richtigen Einkaufen

Folgende numerisch geordnete Tabelle soll Ihnen das Auffinden passender Lebensmittel erleichtern. An der Spitze finden Sie die jodreichsten Nahrungsmittel, am Ende der Liste die jodärmsten. So weit möglich, habe ich die in deutschsprachigen Ländern übliche Jodbeigabe bei Milchprodukten berücksichtigt und mit dem Zusatz »Inland« versehen. Mit »Ausland« sind Importe aus Ländern gemeint, die derzeit

Jodempfindliche sollten auf inländische Fleischprodukte und Fertigpräparate überhaupt verzichten

noch keine Jodierung vornehmen. Die Angabe des Jodgehaltes von inländischen Fleischprodukten ist nicht möglich, die Werte unterscheiden sich je nach Mastbetrieb und Zubereitungsform zu sehr. Ähnlich steht es mit allen salzhaltigen Fertigprodukten. Deutsche Erzeugnisse sind per Gesetz jodhaltig. Jodempfindliche sollten deshalb auf inländische Fleischprodukte und Fertigpräparate überhaupt verzichten, während sie Jodmangelpatienten durchaus empfohlen werden können.

Aus der Tabelle ausgegliedert sind auch Mineralwässer und Softdrinks, da die Inhaltsmengen zu unterschiedlich sind. Hier sollten Sie unbedingt auf die Etikettierung der einzelnen Produkte achten, denn schon bei den Mineralwässern schwanken die Jodmengen pro Liter zwischen 0 und 1500 (!) Mikrogramm. (Eine Produktliste finden Sie in Kapitel 5, siehe S. 163.)

Jodgehalt von Nahrungsmitteln und Naturgetränken

Nahrungsmittel/ Getränk	Jodgehalt in Mikrogramm/100 g
Kombu-Braunalgen	2 000 000
Dulse-Rotalgen	400 000
Hiziki-Braunalgen	300 000
Wakame-Braunalgen	200 000
Meeressalat	48 000
Nori-Rotalgen	40 000
Jodiertes Speisesalz	2000
Molkenpulver (Inland)	2000
Lebertran	840
Molkenpulver (Ausland)	650

Nahrungsmittel/ Getränk	Jodgehalt in Mikrogramm/100 g
Meeräsche	330
Sahne 10% Fett (Inland)	250
Schellfisch	250
Kondensmilch (Inland)	220
Meersalz (Vita)	200
Seelachs	200
Steinsalz	200
Fischstäbchen	160
Kabeljau	150
Kuhmilch (Inland)	138
Butter (Inland)	138
Joghurt (Inland)	138
Speisequark, mager (Inland)	138
Buttermilch (Inland)	138
Garnelen	130
Miesmuscheln	130
Steckmuscheln	120
Schafskäse	110
Brathering	100
Hummer	100
Rotbarsch	100
Kiwis	80
Makrele	80
Seelachs in Öl	80
Parmesan	67
Camembert	60
Lachs in Öl	60
Matjesfilet	60
Austern	58
Bückling	50

An der Spitze der Liste stehen die jodreichsten Nahrungsmittel, am Ende die jodärmsten

Nahrungsmittel/ Getränk	Jodgehalt in Mikrogramm/100 g
Hartkäse	50
Heilbutt	50
Scholle	50
Thunfisch in Öl	50
Schweineschmalz (Inland)	45
Hering	40
Räucherlachs	40
Sardinen	40
Schweinefleisch (Inland)	35
Lachs (ohne Jodfütterung)	34
Hühnerei	32
Edamer Käse	30
Emmentaler Käse	30
Flunder	30
Feta aus Schafsmilch	30
Vollmilchschokolade	29
Nutella	27
Sardinen in Öl	25
Brunnenkresse	18
Champignons	18
Seezunge	17
Brokkoli	15
Möhren	15
Erbsen (geschält)	14
Rinderleber (Ausland)	14
Schweineleber	14
Erdnüsse	13
Grünkohl	12
Spinat	12
Schwarztee	11

Nahrungsmittel/ Getränk	Jodgehalt in Mikrogramm/100 g
Sahne 10% Fett (Ausland)	10
Cashew-Nüsse	10
Schweineschmalz (Ausland)	10
Siedesalz (Kochsalz)	10
Roggenbrot (ohne Jodsalz)	9
Kaffee	8
Radieschen	8
Rettich	8
Schweinefleisch (Ausland)	8
Gerste	7
Kondensmilch (Ausland)	7
Rindfleisch (Ausland)	7
Roggen	7
Spargel	7
Endivien	6
Hafer	6
Muttermilch (individuell höher)	6
Sojabohnen	6
Weißbrot (ohne Jodsalz)	6
Haferflocken	5
Olivenöl	5
Preiselbeeren	5
Weißkohl	5
Zitronensaft	5
Aal	4
Bierhefe	4
Buttermilch (Ausland)	4
Erbsen (grün)	4
Feigen (getrocknet)	4
Flussbarsch	4

Nahrungsmittel/ Getränk	Jodgehalt in Mikrogramm/100 g
Forelle (ohne Jodfütterung)	4
Gans	4
Kartoffeln	4
Kohlrüben	4
Meerwasser	4
Pastinaken	4
Speisequark mager (Ausland)	4
Ziegenmilch	4
Joghurt (Ausland)	3,5
Bananen	3
Bohnen, grün	3
Butter (Ausland)	3
Hammelfleisch	3
Kalbfleisch (Ausland)	3
Knoblauch	3
Kopfsalat	3
Mais	3
Sellerie	3
Walnüsse	3
Gurke	2,5
Hirse	2,5
Kuhmilch (Ausland)	2
Äpfel	2
Apfelsinen	2
Karpfen	2
Mandeln	2
Mango	2
Paprikaschoten	2
Reis	2
Tomaten	2

Nahrungsmittel/ Getränk	Jodgehalt in Mikrogramm/100 g
Zucchini	2
Zwiebeln	2
Birnen	1,5
Feigen	1,5
Haselnüsse	1,5
Kohlrabi	1,5
Kürbis	1,5
Apfelsaft	1
Apfelsinensaft	1
Aubergine	1
Datteln (getrocknet)	1
Erdbeeren	1
Grapefruit	1
Johannisbeeren	1
Kirschen	1
Kokosnuss	1
Mandarinen	1
Pfirsiche	1
Pflaumen	1
Rhabarber	1
Sojamehl	1
Wassermelone	1
Aprikosen	0,5
Rosenkohl	0,5
Traubensaft	0,5
Weintrauben	0,5
Weizen	0,5
Trinkwasser	0,3
Blumenkohl	0
Stachelbeeren	0

Der erste Schritt auf dem Weg zu einer gesunden Schilddrüse ist der bewusste Einkauf von Nahrungsmitteln

Der erste Schritt auf dem Weg zu einer gesunden Schilddrüse ist also der bewusste Einkauf von Nahrungsmitteln. »Überfunktionstypen« sollten sich an Nahrungsmittel mit geringem Jodgehalt (unter 20 Mikrogramm/100 g) halten, »Unterfunktionstypen« dagegen an jene mit hohem Jodgehalt. Vorsicht allerdings vor Algenprodukten mit extrem hohem Jodgehalt. Hier sollten Sie nur geringe Mengen zu sich nehmen, um Ihre Schilddrüse nicht zu überfordern.

Dosierempfehlung Jod

Die wünschenswerte Jod-Tagesdosis für Gesunde erreichen Sie schätzungsweise, indem Sie sich ausgewogen ernähren und in der Küche Jodsalz benutzen. Die Zielmenge insgesamt beträgt 5 g Salz, das entspricht etwa einem Teelöffel pro Tag. Mit dieser Richtmenge werden Sie wahrscheinlich in den »grünen Bereich« kommen, wobei dieser allerdings individuell verschieden sein kann. Ihren persönlichen Bedarf können Sie selbst bestimmen, indem Sie sich einige Wochen an diese Dosierempfehlung halten und dann das Schilddrüsenquiz wiederholen. Liegen Sie mit Ihrer Gesamtpunktzahl im mittleren Bereich, bleiben Sie bei dieser Dosierung. Wenn nicht, erhöhen oder verringern Sie Ihre Jodaufnahme entsprechend.

Der persönliche Bedarf kann individuell verschieden sein

Als »Unterfunktionstyp« können Sie stärker jodhaltige Nahrungsmittel verzehren und sich – zusätzlich zum Gebrauch von Jodsalz – in der Apotheke Jodetten® besorgen, das sind Jodtabletten mit einer Wirkstärke von 100 Mikrogramm pro Tablette. Nehmen Sie täglich eine Tablette als Nahrungsmittelergänzung ein. Wenn Sie kontrollieren wollen, ob die zugeführte Jodmenge auch ausreicht, bietet es sich an, von einem Labor die Jodausscheidung mit dem Urin bestimmen zu lassen. Hier gilt eine Menge von 150 Mikrogramm Jod pro Gramm Kreatinin als Zeichen einer mehr als ausreichenden Jodversorgung, während Mengen von 25 Mikrogramm und weniger als bedenklich angesehen werden.[11]

Man kann von einem Labor die Jodausscheidung mit dem Urin bestimmen lassen

Als »Überfunktionstyp« meiden Sie jodhaltige Nahrungsmittel und verwenden Steinsalz statt Jodsalz zum Kochen, bis sich Ihre Beschwerden gebessert haben. Danach können Sie wieder stärker jodhaltige Nahrungsmittel in Ihre Kost einbauen, dürfen dabei aber keine Meerwasseralgen zu sich nehmen und sollten von manchen Seefischen möglichst nicht mehr als 100 g pro Portion verzehren.

Naturheilkunde der Schilddrüse

Heilen mit Nahrung

Sinnvoll: Vitamine oder Spurenelemente aus der Apotheke?

Wenn Schulmediziner von »Komplementärmedizin« reden, meinen sie oft, dass es durchaus sinnvoll ist, neben »wirksamen Therapien« auf eine gute Versorgung mit Vitalstoffen wie Vitamine oder Spurenelemente zu achten. Und wenn dann Pharmahersteller von Vitaminen und Spurenelementen meinen, dass es günstig wäre, möglichst hohe Dosen dieser Produkte einzusetzen, finden sie ein offenes Ohr bei vielen Ärzten, die auch »etwas Natürliches« für ihre Patienten tun wollen. Eigentlich hat diese Einstellung mit Naturheilkunde aber gar nichts zu tun. Sie ist eine Spielform der Pharmamedizin, indem sie industriell hergestellte chemische Bausteine anbietet für Fälle, in denen man annehmen kann, dass sie in der Nahrung nicht mehr ausreichend vorhanden sind. Und da viele Vitalstoffe in hoher Dosierung chemisch aggressiv sind – dazu gehört auch so etwas scheinbar Harmloses wie Vitamin C –, wirken Empfehlungen der »orthomolekularen Medizin« oder »Vitalstofftherapie« auch überzeugend, denn immerhin hat man es mit »wirksamen« Arzneien zu tun anstatt mit den so sanften homöopathischen Kügelchen.

Gemüse enthält heutzutage oft kaum noch Vitalstoffe

Noch vor wenigen Jahrzehnten war mit Vitaminen kein Geld zu verdienen. Die Menschen ernährten sich vielfach aus dem eigenen Garten, wo ungedüngtes, ungespritztes Gemüse wohnortnah für den Konsum bereitstand. Heute ist das anders, denn Massenproduktion und weltweite Verschiffung haben Gemüse geschaffen, das zwar noch so aussieht und so ähnlich schmeckt wie früher, aber schon dadurch, dass es unreif geerntet und lange gelagert wurde, kaum mehr Vitalstoffe enthält. Hier gehen die Pfennigfuchserei der Konsumenten und die industrielle Nahrungsmittelproduktion eine unheilige Allianz ein. Wenn Sie also heute im Supermarkt einen billigen Apfel kaufen, kann es durchaus notwendig werden, seine einstigen Inhaltsstoffe getrennt noch in Form von Pillen zu erwerben, damit Ihr Körper seinen Grundbedarf an Vitalstoffen decken kann.

Immer mehr Menschen sind bereit, für Vitamine und Mineralien Geld auszugeben

Diese Verhältnisse haben sich mittlerweile herumgesprochen, sodass mehr und mehr Menschen bereit sind, für Vitamine und Mineralien Geld auszugeben, vor allem, wenn sie mit dem Zusatz »Bio« versehen sind. Das haben auch die großen Pharmakonzerne herausgefunden, die uns in zunehmendem Maß unter dem Deckmantel ehemaliger kleiner, feiner umweltbewusster Öko-Betriebe mit immer neuen Substanzmischungen, zunehmend auch aus natürlicher Quelle, bombardieren. Um die Umsätze zu steigern, geben sie sich aber durchaus nicht damit zufrieden, tägliche Bedarfsmengen zu decken, sondern sponsern Studien, in denen das Überangebot an einzelnen Stoffen als allgemein

gesundheitsfördernd oder gezielte Therapie bei bestimmten Krankheiten angeboten wird.
An solchen Studien gibt es auch im Bereich der Schilddrüse keinen Mangel. Um Ihnen die Möglichkeit zu geben, unter den Angeboten auszuwählen, wollen wir an dieser Stelle überprüfen, welche Steuerungsversuche mit Nahrungsmitteln und ihren Inhaltsstoffen überhaupt sinnvoll sind. Vorweg sei aber schon einmal bemerkt: Sie sind nicht auf die Pharmaindustrie angewiesen – auch ein vernünftiges und zielgerichtetes Zubereiten von Speisen kann das Problem lösen.

Wir wollen überprüfen, welche Steuerungsversuche mit Nahrungsmitteln und ihren Inhaltsstoffen überhaupt sinnvoll sind

Für den »Unterfunktionstyp: »Organisches« Jod und Alfalfa-Sprossen

»Organisches« Jod

Wie wir schon im vorigen Kapitel ausgeführt haben, ist die richtige Dosierung von Jod das A und O aller Bemühungen um die Schilddrüse. Nun gibt es aber Situationen, in denen damit keine ausreichende Verbesserung der »Unterfunktionsbeschwerden« erzielbar ist. Das kann viele Ursachen haben, wir wollen uns aber als Erstes auf die Deckung des Jodbedarfs aus natürlicher Quelle verlegen. Dabei wird auf das im Jodsalz enthaltene mineralische, anorganische Jod, das nicht selten aus aufbereiteten Industrieabfällen gewonnen und künstlich dem Kochsalz zugefügt wird, verzichtet und stattdessen der Jodbedarf ausschließlich über Nahrungsmittel gedeckt, die natürlicherweise (also »organisches«) Jod enthalten, in der Hoffnung, dass in pflanzlichem oder tierischem

Als Erstes: Deckung des Jodbedarfs aus natürlicher Quelle

Gewebe gespeichertes Jod vom menschlichen Körper leichter erkannt, aufgenommen und verwertet werden kann.

Eine Möglichkeit: täglich Seelachs essen

Eine Möglichkeit wäre hier, sich mit einem Vorrat an Seefisch einzudecken und täglich davon zu essen. Als Jodlieferanten besonders geeignet sind Seelachs, Steinbutt und Kabeljau, denn sie haben den höchsten Jodgehalt unter den Seefischen. Essen Sie täglich 100 g Seelachs oder 60 g Steinbutt oder 120 g Kabeljau, und Sie führen sich dabei jeweils 200 Mikrogramm Jod zu, mehr als genug, um Ihren Tagesbedarf zu decken. Allerdings dürfen Sie den Fisch nicht kochen, da sich dabei Jod herauslöst, sondern müssen ihn braten.

Hohe Jodzufuhr auch durch Algenprodukte

Einfacher zu dosieren und auch für Vegetarier geeignet sind manche kommerziell erhältlichen Algenprodukte, zum Beispiel Blaugrüne Uralgen. Ein Teelöffel davon hat etwa 80 Mikrogramm Jod. Zwei bis drei Teelöffel davon, in Speisen eingerührt, decken ebenfalls den Tagesbedarf.[12] Eine interessante Alternative ist auch Algenwein. Meeresalgen wie der Zuckertang (*Laminaria saccharina*) sind mit Weintrauben zu vergleichen und bilden die Basis eines an Sherry erinnernden Weins, der etwa 100 Mikrogramm Jod pro Milliliter enthält. Zwei Milliliter davon decken also den Tagesbedarf eines Erwachsenen.[13]

Alfalfa-Sprossen

Anregend auf die Schilddrüse wirken auch Alfalfa-Sprossen, eine Getreideart, die man reichlich als Salatbeigabe nutzen kann. Sie enthalten größere Mengen der Aminosäure Tyrosin, der Vorstufe der

Schilddrüsenhormone, und wirken deshalb anregend auf den »Unterfunktionstyp«, da ein Teil des Hormons reichlich aufgenommen wird und nur mehr mit ausreichend Jod gekoppelt werden muss. Auch Erbsen, Bohnen und Nüsse sind reich an Tyrosin, wie natürlich auch Milcheiweiß und fettarmes Fleisch. Tyrosin kann die Blut-Hirn-Schranke passieren und wirkt leicht stimmungsaufhellend, ein natürlicher Muntermacher. Wenn Sie also viel »organisches« Jod und Tyrosin zu sich nehmen, garantieren Sie eine verbesserte Jodaufnahme und -verwertung und legen die Grundlage für seinen Umbau in Thyroxin.

Wenn Sie viel »organisches« Jod und Tyrosin zu sich nehmen, garantieren Sie eine verbesserte Jodaufnahme und -verwertung

Essen Sie also einige Wochen lang Seefisch mit Erbsen und Bohnen, würzen Sie Ihren Salat mit Alfalfa-Sprossen und naschen Sie vor allem Nüsse, und Sie werden leichter aus einer »Unterfunktions«-Symptomatik herauskommen – vorausgesetzt, Sie vermeiden Nahrungsmittel, die den Jodeinbau behindern, darunter vor allem Selen, Vitamin B_2 und Isothiocyanate, die wir nun gleich anschließend für den »Überfunktionstyp« kennenlernen werden.

Reicht diese Therapie mit Speisen aus, oder sind noch weitere naturheilkundliche Methoden notwendig? Das bleibt (im wahrsten Sinne des Wortes) Ihrem Geschmack überlassen. Mein Tipp: Probieren Sie diese Form der Nahrungssteuerung wenigstens zwei Wochen lang konsequent aus und überprüfen Sie dann, ob sich Ihre »Unterfunktionsbeschwerden« gemildert oder sogar zurückgebildet haben. Ist das nicht der Fall, würde ich etwas anderes probieren. In diesem Fall kehren Sie zur Verwendung von Jodsalz

Probieren Sie diese Form der Nahrungssteuerung wenigstens zwei Wochen lang konsequent aus

in der Zubereitung der Speisen zurück, achten nicht mehr so sehr darauf, was Sie essen, und versuchen als Nächstes homöopathisches Jod und andere Mittel, die wir im Laufe dieses Kapitels noch vorstellen werden.

Für den »Überfunktionstyp«: Selen, Vitamin B_2 und Isothiocyanate

Nahrungsmittelergänzung – hier sollten Sie auf Selen, Isothiocyanate und den richtigen Mix aus pflanzlichen »Hormonen« achten

In den letzten Jahren hat sich eine wachsende Internetgemeinde jodempfindlicher Menschen herangebildet, die in Web-Blogs[14] über die Schwierigkeiten berichten, in einer Welt zu überleben, die durch die staatlich verordnete Jodbeigabe in Nahrungsmitteln zum Minenfeld geworden ist. Hier werden Rezepte ausgetauscht, mit denen sich die Symptome eines »Überfunktionstyps« lindern lassen, und dabei kommt unweigerlich die Rede auf Nahrungsmittelergänzung. Hier sollten Sie auf Selen, Isothiocyanate und den richtigen Mix aus pflanzlichen »Hormonen« achten.

Selen

»Überfunktionstypen« verbrauchen zu viel Selen und geraten dadurch in einen Mangelzustand

Selen ist ein Radikalefänger und schützt somit die Zellmembranen. Es ist ein essenzielles Spurenelement, Leben ist also ohne Selen nicht möglich. In der Schilddrüse fördert Selen die Umwandlung von Thyroxin zu Trijodthyronin, dem aktiven Schilddrüsenhormon. »Überfunktionstypen« verbrauchen zu viel Selen und geraten dadurch in einen Mangelzustand, der mit der gezielten Zufuhr von selenreicher Nahrung ausgeglichen werden kann. Selenhaltig sind: Weizenkeime, Fleisch, Fisch aus heimischen Gewässern, Vollkorn, Vollreis, Brokkoli, Rettich, Zwiebeln, Knoblauch, Grünkohl, Feldsalat, Spinat und Bierhefe. Wenn Sie es sich einfach machen und gezielt 100 oder 300 Mikrogramm Selen zuführen wollen, gibt es dieses Spurenelement auch rezeptfrei aus der Apotheke.[15]

Vitamin B_2

Dieses auch als Riboflavin bezeichnete Vitamin gehört zur großen Gruppe der Flavonoide oder Gelbstoffe und dient dem Körper ganz allgemein als Radikalefänger oder Antioxidans. Bei Schilddrüsenüberfunktion entsteht ein erhöhter Bedarf an Vitamin B_2, das vor allem in grünem Blattgemüse und Vollkornprodukten vorkommt. Als wasserlösliches Vitamin wird es bei Überschuss problemlos über die Niere ausgeschieden, weshalb Sie hier auch mit Vitamintabletten kaum überdosieren können. Kommerziell erhältlich sind Tabletten zu je 10 mg Vitamin B_2; die maximale empfohlene Verzehrmenge beträgt 20 mg täglich.

Bei Schilddrüsenüberfunktion entsteht ein erhöhter Bedarf an Vitamin B_2

Isothiocyanate

»Überfunktionstypen« profitieren auch von Substanzen, die man etwas einschüchternd »Goitrogene« nennt, also »Kropfbildner«. Chemisch heißen sie Isothiocyanate. Tatsächlich sind es natürliche Schilddrüsenbremser, die erst bei starker Überdosis eine Unterfunktion verursachen und dann auch kropfbildende Wirkung haben können. Isothiocyanate finden Sie in Rotkohl, Weißkohl, Blumenkohl und Wirsing sowie in Steckrüben, Spinat, Senfarten, Rettich, Kresse, Pfirsich und Birnen. Auch hier gilt das Prinzip des Paracelsus: Nichts ist giftig – es kommt allein auf die Dosis an. Wenn Sie zu wenig Goitrogene zu sich nehmen, sind Sie überfunktionsgefährdet. Nehmen Sie aber zu viel auf, kann ein Kropf die Folge sein. Ihr Ziel sollte es immer sein, bei allem eine Mitteldosis anzustreben und damit jenen Zustand zu erreichen, den wir als »unsere Mitte« bezeichnen.

Geben Sie sich einige Wochen Zeit, um mit schonenden Medikamenten aus Homöopathie oder Pflanzenheilkunde Wirkungen zu erzielen

Wenn Sie jodüberempfindlich sind, dann helfen Ihnen diese Nahrungsmittel also, sich besser im Gleichgewicht zu halten. Als Therapieversuch versuchen Sie zwei Wochen lang bevorzugt diese Nahrungsmittel einzunehmen, vermeiden jodreiche Speisen und ziehen dann Bilanz, bevor Sie überprüfen, ob Arzneien aus der Apotheke notwendig sind. Bei diesen Pharmaka sollten Sie immer zuerst die harmlosen, aber effektiven suchen. Damit ist gemeint: Geben Sie sich einige Wochen Zeit, um mit schonenden Medikamenten aus Homöopathie oder Pflanzenheilkunde Wirkungen zu erzielen, bevor Sie chemische Produkte einnehmen, die manche Stoffwechselprozesse gezielt blockieren, und das leider oft zulasten anderer Organe.
Glücklicherweise ist es so, dass Erstere rezeptfrei erhältlich sind und Ihrer Eigeninitiative vonseiten des Gesetzgebers also keine Schranken auferlegt werden. Das ist gut so, denn gerade in den Anfangsstadien können Sie mit eigenem Bemühen und natürlichen Mitteln Großes erreichen. Sie sollten allerdings nicht verabsäumen, sich bei diesen Behandlungsversuchen enge zeitliche Grenzen zu setzen und im Fall Ihres Scheiterns Therapeuten aufsuchen, denen ein Arsenal an schärferen Methoden zur Verfügung

steht, schweren und »störrischen« Erkrankungen auf den Leib zu rücken.

Durch die Fähigkeit mancher pflanzlicher Inhaltsstoffe, unseren Hormonregelkreis zu beeinflussen, kann man auch Heilwirkungen für die Schilddrüse erwarten

Was für die Selbsttherapie der Schilddrüse geeignet ist und wie Sie das Beste davon für sich aussuchen, das wollen wir also in den nächsten Abschnitten dieses Kapitels überprüfen. Davor aber soll die Rede auf ein Thema kommen, das erst im Laufe der letzten Jahre ins Bewusstsein gerückt ist: die Fähigkeit mancher pflanzlicher Inhaltsstoffe, unseren Hormonregelkreis zu beeinflussen. Es liegt auf der Hand, dass man damit auch indirekt Heilwirkungen für die Schilddrüse erfahren kann, und einige erste Studienergebnisse weisen in diese Richtung.

Hafer

Heilwirkung im Haferstroh-Tee bei Überfunktion

Viele Patientinnen mit Überfunktionsbeschwerden berichten von der besonderen Heilwirkung von Haferstroh-Tee, einem alten Hausmittel bei nervöser Erschöpfung, Schlaflosigkeit und Nervenschwäche. Diese Getreidepflanze enthält wichtige Aminosäuren, Vitamine, Mineralstoffe, mehr Zink als alle anderen Pflanzen sowie Avenin, ein stark beruhigend wirkendes Indol-Alkaloid.
Haferstroh-Tee wird aus der grünen Pflanze zubereitet. Man schneidet 5 g davon pro Tasse zu, überbrüht mit heißem Wasser und lässt den Tee 10 Minuten ziehen. Mit Honig gesüßt, ergibt sich ein angenehmes Getränk. Machen Sie eine Kur über 2 Wochen: Trinken Sie 3 Tassen täglich und ziehen Sie dann Bilanz, wie es nun um Ihr Nervenkostüm bestellt ist.
Eine andere Möglichkeit ist *Avena sativa* als homöopathisches Mittel. Man nimmt hier 5–10 Tropfen der

Urtinktur, oder 3 x 5 Kügelchen einer D1- oder D2-Zubereitung. Bei der Urtinktur kann es mitunter zu Kopfschmerzen kommen, dem typischen Zeichen einer Überdosierung.

Wolfstrappkraut

Wolfstrappkraut findet schon lange gegen Überfunktion Verwendung

Wissenschaftlich besser untersucht als Haferstroh ist der Wolfstrapp, ein Lippenblütler, der in der Volksmedizin schon lange gegen Überfunktion Verwendung fand. Heute weiß man, dass seine Wirkung darauf zurückzuführen ist, dass er ein Leberenzym blockieren kann, die 5'-Monodejodase, deren Aufgabe es ist, aus T4 das wirksame T3 zu machen. Wolfstrappkraut verhindert also die Entstehung dieser wirksamen Form und kann dadurch Überfunktionsbeschwerden lindern.

Ein Vollauszug der Pflanze ist unter dem Namen Thyreogutt® in der Apotheke erhältlich. Sie können aber auch Wolfstrappkraut selbst sammeln und dann 3 x täglich 0,5 g Kraut auf 1 Tasse heißes Wasser einnehmen, wobei man immer 5 Minuten ziehen lässt. Diese Therapieform, bei der chemische Vorgänge aktiv blockiert werden, beinhaltet allerdings auch das Risiko von Nebenwirkungen, weshalb sich auch die homöopathische Behandlung mit Wolfstrapp etabliert hat. Im Handel erhältlich sind zwei verschiedene Pflanzensorten, der europäische und der amerikanische Wolfstrapp, *Lycopus europaeus* und *Lycopus virginicus*. Man nimmt jeweils 3 x täglich 5 Kügelchen der Potenz D6.

Eine Besonderheit: Pflanzliche Hormone zur Stoffwechselentlastung

Hormone sind, vereinfacht gesagt, dazu da, Wärme und Feuchtigkeit – nämlich Leben – in den menschlichen Körper zu bringen. Das gilt besonders für die Katecholamine, die Stresshormone, erklärt aber auch die Wirkung von Cortison, wenn es über längere Zeiträume verabreicht wird. Sie alle steigern den Grundumsatz und helfen dabei der Schilddrüse, den Körper warm zu halten.[16]

Hormone steigern den Grundumsatz und helfen dabei der Schilddrüse, den Körper warm zu halten

In diese Gruppe gehören auch die Geschlechtshormone des Menschen, die ihrerseits ihre Wirkung nur entfalten können, wenn die Schilddrüse gesund ist. Hier geht es um einen sehr fein abgestimmten, äußerst komplexen Regelkreis, den wir nur in groben Zügen verstehen gelernt haben. In ihm spielt die Hirnanhangsdrüse eine wichtige Rolle. Sie produziert einen fein abgestimmten Cocktail an Botenstoffen wie das Follikelstimulierende Hormon (FSH), das Luteinisierende Hormon (LH), das Lactotrope Hormon (LTH) oder Oxytocin und bestimmt damit wesentlich, ob und wann eine Frau fruchtbar ist, ob ein Kind in ihrem Körper ausreifen kann, wann es geboren wird und ob sie das Kind stillen kann. Diese Botenstoffe sind für den Eierstock so etwas wie das TSH für die Schilddrüse: eine übergeordnete Instanz, die bestimmt, wann und wie viel Hormone der Eierstock produziert. In den Eibläschen entstehen unter FSH Östrogene, und in dem nach dem Platzen der Eibläschen sich bildenden Gelbkörper Gestagene. Diese Hormone werden, wenn auch in weitaus geringerem Maß, im Körper des Mannes gebildet. Allerdings haben die Östrogene für den Mann nur geringe

Bedeutung und es überwiegen die Androgene, die in ihrer Wirkung den Gestagenen entsprechen.
Während also die Schilddrüse nur einen einzigen Stoff produziert, mit dem Wärme und Feuchtigkeit in den Körper einziehen können, herrscht in den Keimdrüsen des Menschen, also den Eierstöcken der Frau und den Hoden des Mannes, eine Polarität, ein Gegensatzpaar, das die Chinesen Yin-Yang nennen und die Europäer Mann-Frau. Östrogene vertreten hier den kühlen und feuchten Aspekt, und die Gestagene (darunter das wichtigste: Progesteron) das Warme und Trockene. Ein Überschuss an Östrogenen führt zu einer Einlagerung von Wasser in Geweben und führt seelisch zu Niedergeschlagenheit, während Gestagene stimmungsaufhellend und harntreibend wirken. Wie wir später in der Elementelehre erfahren werden, sind Östrogene also so etwas wie ein Überschuss an »Wasser«, während Gestagene der Frau bzw. die Androgene des Mannes einen Überschuss an »Feuer« darstellen.

Indem man Östrogene zuführt, lassen sich »Überfunktions«-Beschwerden lindern, mit Gestagenen »Unterfunktions«-Beschwerden

Diesen Mechanismus kann man sich, wie Forschungsergebnisse der letzten Jahre zeigen, zunutze machen, um die Schilddrüse zu beeinflussen. Sie hängt als Steuerungsorgan sehr eng mit dem Regelkreis der Geschlechtshormone zusammen. Indem man Östrogene zuführt, lassen sich »Überfunktions«-Beschwerden lindern, mit Gestagenen »Unterfunktions«-Beschwerden. Es ist so, als würde man der Schilddrüse eine ihrer Aufgaben abnehmen und ihr damit Gelegenheit zur Erholung bieten.
Problematisch daran ist, dass man mit großen Mengen synthetischer Hormone viel Schaden anrichten kann. In den letzten Jahren geht deshalb der Blick

immer mehr auf »Phytoöstrogene« und »pflanzliches Progesteron«, das sind Inhaltsstoffe mancher Nahrungsmittel oder Heilpflanzen, die chemisch große Ähnlichkeit mit unseren Geschlechtshormonen aufweisen und auch im menschlichen Körper zumindest eine schwache Hormonwirkung haben. Eine zunehmende Anzahl von Studien richtet dabei auch den Blick auf die Schilddrüse, und hier kristallisiert sich folgendes Bild heraus: Ein »Unterfunktionstyp« kann vom Feuer des pflanzlichen Progesterons profitieren, während Phytoöstrogene für den »Überfunktionstyp« geeignet sind.

Gegen »Unterfunktion«:
Pflanzliches Progesteron aus der Yamswurzel
Die rötliche Yamswurzel wird in Afrika, Amerika und Asien häufig als süßlich nach Kartoffeln schmeckende Beilage gegessen. Es gibt etwa 600 Arten der Yamswurzel, und die Wurzeln besonders wilder Formen enthalten bis zu 2% Diosgenin. Dieses ist ein chemischer Verwandter des Progesterons und des Dehydroepiandrosterons (DHEA), des »Anti-Aging-Hormons«. Diosgenin wurde in den letzten Jahren im ersten Enthusiasmus von vielen Menschen als Allheilmittel und Quelle ewiger Jugend angesehen. Allerdings ist einzuwenden, dass es in hohen Dosen recht aggressiv ist und nach derzeitigem Stand der Forschung womöglich einmal als Chemotherapeutikum bei Leukämie zum Einsatz kommen wird. Vor der Einnahme großer Mengen Diosgenin wird also gewarnt. Dagegen ist das Einreiben von Diosgenin-Öl[17] eine sichere Möglichkeit, gegen Unterfunktionsbeschwerden anzugehen. Dabei sollten Sie sich

Das Einreiben von Diosgenin-Öl ist eine sichere Möglichkeit, gegen Unterfunktionsbeschwerden anzugehen

aber auf 5 Tropfen dieses Öls täglich beschränken und nach einer Woche Bilanz ziehen. Sind die Beschwerden zurückgegangen, können Sie die Dosis reduzieren, ansonsten bis maximal 10 Tropfen täglich erhöhen.

Eine gute Möglichkeit: Yams selber anbauen

Wenn Sie einen Garten haben, wäre es auch eine gute Möglichkeit, Yams selbst anzubauen und anstelle von Kartoffeln als häufige Beilage in Ihre Ernährung einzuführen. Yams wird seit Jahrtausenden gegessen, ohne dass nachteilige Wirkungen für den Menschen bekannt sind. Bei uns sind Yamswurzeln eher schwer zu bekommen, weshalb man sich auch Yamswurzelextrakt von Herstellern aus der Apotheke besorgen kann.

Gegen Überfunktion: Melisse und Hopfen

Zitronenmelisse gehört zur Gruppe der flavonoidhaltigen Pflanzen

Zitronenmelisse: Dieses bekannte Beruhigungsmittel der Klostermedizin gehört zur Gruppe der flavonoidhaltigen Pflanzen. Darunter wird eine große Anzahl ganz unterschiedlicher Stoffe verstanden, denen allen gemeinsam ist, dass sie gelb sind. Flavonoide sind zum Beispiel jene Inhaltsstoffe von Pflanzen, die aus dem Rotklee oder aus Soja gewonnen werden, um Wechseljahrsbeschwerden zu lindern. Sie ähneln in ihrer Struktur dem Östrogen des menschlichen Körpers und können als »pflanzliche Hormone« die Östrogenrezeptoren stimulieren – allerdings in weit schwächerem Maß als natürliche oder synthetisch hergestellte Hormone. Flavonoide sind auch in der Anti-Aging-Medizin als »Radikalefänger« oder »Antioxidanzien« beliebt, weil man glaubt, dass sie Alterungsprozesse verlangsamen können.

In den letzten Jahren werden Flavonoide in Veröffentlichungen der Komplementärmedizin gern mit einem geheimnisvollen Hauch umgeben, aber eigentlich gehören sie zu den häufigsten Inhaltsstoffen von Pflanzen. So ziemlich alles, was Sie beim Zerreiben von Blättern an gelblicher Farbe auf der Haut zurückbehalten, sind Flavonoide; sie bilden etwa 2% des gesamten Pflanzeneiweißes der Erde. Dass sie beim Menschen Heilwirkung entwickeln können, wurde in den 1930er-Jahren von dem Nobelpreisträger Albert von Szent-Györgyi Nagyrapolt entdeckt, der damals schon die Nützlichkeit der Flavonoide für den Menschen erkannte und ihnen die Bezeichnung Vitamin P gab.

Unter den Flavonoiden gibt es auch nützliche Stoffe für die Schilddrüse[18], darunter die Gruppe der Phytoöstrogene, deren beruhigende Wirkung auf Geist und Gemüt offenbar auf ihrer Hormonstruktur beruht[19]. Als Ersatz für die weiblichen Geschlechtshormone helfen sie mit, den Körper warm und feucht zu halten. Darüber hinaus weist die Melisse noch eine Untergruppe der Flavonoide auf, die man die Auron-Flavonoide nennt. Sie üben bei Schilddrüsenüberfunktion eine ganz konkrete Heilwirkung aus, indem sie die Umwandlung von Thyroxin zu Trijodthyronin behindern.[20]

Unter den Flavonoiden gibt es auch nützliche Stoffe für die Schilddrüse, darunter die Gruppe der Phytoöstrogene

Schmackhaft ist die Zitronenmelisse, die Sie in der warmen Jahreszeit selbst auf dem Balkon ziehen können. Bei Überfunktion trinken Sie 3-mal täglich 1 Glas Melissentee, wobei Sie 10 Blätter pro Tasse klein schneiden, mit heißem Wasser überbrühen und 5 Minuten ziehen lassen. Abends geben Sie 10 Blätter in heiße Sojamilch, lassen 10 Minuten ziehen, seihen ab und trinken die Tasse vor dem Schlafengehen. Melisse beruhigt Magen und Darm, entlastet die Nerven und vertieft den Schlaf, und das Öl der Sojamilch hilft nicht nur dabei, das ätherische Öl der Melisse besser zu lösen, sondern Soja enthält auch selbst Spuren von Flavonoiden und Isothiocyanaten und hilft dadurch bei der Hemmung des Einbaus von Jod in die Schilddrüse.[21]

Hopfenzapfen enthält eines der am stärksten wirksamen Phytoöstrogene

Hopfen: Die Verwendung des Hopfens im Bier stammt aus dem arabischen Raum und war schon bei den Babyloniern vor mehreren tausend Jahren üblich. Weniger bekannt ist, dass Hopfenzapfen mit den Bitterstoffen Humulon und Lupulon eines der am stärksten wirksamen Phytoöstrogene enthält, ein Flavonoid, das starke hormonelle Wirksamkeit entfaltet.[22] Hier gilt das bei der Melisse Gesagte. Hopfentee wird vom Bundesgesundheitsamt bei Unruhe- und Angstzustände sowie Schlafstörungen offiziell empfohlen.
Hopfenblütentee wird so zubereitet: Man gibt 2 gehäufte Teelöffel Hopfenblüten in eine große Tasse, gießt 250 ml kochendes Wasser darüber und lässt 15 Minuten ziehen. Trinken Sie bei Überfunktion 3 Tassen täglich, die letzte vor dem Schlafengehen.

Sie haben in diesem Kapitel zahlreiche Vorschläge erhalten, wie sich »Unterfunktionstyp« und »Überfunktionstyp« mit Heilpflanzen beeinflussen lassen. Jetzt werden Sie fragen: Ja, aber welche nehme ich jetzt? Soll ich alle gleichzeitig versuchen oder eines nach dem anderen durchprobieren? Hier gibt es keine klare Antwort, denn über biochemische Wirkmechanismen hinaus helfen Heilpflanzen vor allem dann, wenn sich zwischen Arznei und Krankem eine Sympathie aufbaut. Wenn Ihnen der Geruch der Melisse angenehmer ist als der von Hopfen, dann sollten Sie zur Melisse greifen. Appetit auf ein Arzneimittel ist ein untrügliches Zeichen für ein »Verwandtschaftsverhältnis« beziehungsweise einen Bedarf des Körpers nach einem bestimmten Stoff, während Abwehr oder gar Ekel als Zeichen genommen werden muss, dass diese Arznei derzeit nicht gebraucht wird oder sogar individuell schädlich sein kann. Lernen Sie also die Sprache Ihres Körpers kennen und beherzigen, und Sie werden eher Erfolg bei der Therapie von Krankheiten und Störungen haben als andere.

Heilpflanzen helfen besonders dann, wenn sie den Kranken »sympathisch« sind

Schüßler-Salze und Homöopathie

Hier orientieren wir uns an der Aussage des Oldenburger Arztes und Homöopathen Dr. Wilhelm Heinrich Schüßler, des Begründers der Schüßler-Salze, aus dem Jahre 1873. Er behauptete, dass Einbaustörungen von Mineralien im Körper damit zu tun haben, dass diese dem Körper nicht fein und verdünnt genug angeboten werden. Dazu gebrauchte er das Bild eines Stundenglases, in dem Gesteinsbrocken stecken bleiben, durch das feinkörniger Sand aber rinnen kann. Die Zellporen könnten am besten Konzentrationsverhältnisse an Salzen der Verdünnungsstufe D6 (1:1 Million) und D12 (1:1 Billion) aufnehmen, so Schüßler.
Das sind sehr geringe Mengen an Mineralien. Von Skeptikern der homöopathischen Heilmethode, die

ja generell gern mit sehr kleinen, oft verschwindenden Mengen an Wirkstoff hantiert, wird gerne spöttisch angemerkt, man therapiere hier mit einem »Molekül im Bodensee«. Was ist Homöopathie? Zwei Punkte sind hier wichtig: 1. Die Zubereitungsform, bei der verschiedenste Arzneien einem wohl definierten Herstellungsprozess unterworfen werden, bei dem Verdünnungsreihen des Materials entstehen. 2. Die Anwendung dieser Arzneien nach der Ähnlichkeit des Krankheitsbildes mit den Symptomen, die die Gabe dieser Arznei bei Testreihen beim Gesunden hervorgerufen hat.

Was ist Homöopathie?

Die winzigen Mengen an Arzneien, die die Homöopathie anwendet, sind im Fall der Schilddrüse etwas anders zu sehen, denn wir verbrauchen im ganzen Leben nur eine Gesamtmenge an einigen Gramm Jod. Die täglich empfohlene Menge von etwa 200 Mikrogramm ist nur unter dem Elektronenmikroskop sichtbar.

Empfehlungen für den »Unterfunktionstyp«

Kalium jodatum – das häufigste bei Schilddrüsenerkrankungen eingesetzte Homöopathikum

Kalium jodatum D6

Wenn Sie das häufigste bei Schilddrüsenerkrankungen eingesetzte Homöopathikum, Kalium jodatum, in der üblichen »Potenz« D6 betrachten, haben Sie hier eine durchaus unbedenkliche Konzentration von 0,75 Mikrogramm Jod pro Gramm Streukügelchen. Hat man Ihnen aber eine D3 gegeben, liegt in den Streukügelchen eine Konzentration von 750 Mikrogramm pro Gramm vor, weshalb Sie hier leicht überdosieren können. Ein Kügelchen der üblichen

Größe 3 enthält dann etwa 7 Mikrogramm und Sie können Ihren Tagesbedarf an Jod theoretisch durch die Einnahme von 30 Streukügelchen Kalium jodatum der Potenz D3 decken.
Also haben wir es hier keinesfalls mit geringen Jodmengen zu tun. Noch wichtiger aber ist nun für Sie als »Unterfunktionstyp« die These, dass homöopathisch zubereitete Jodatome »energetisiert« sind. Dies soll nach Überzeugung der Homöopathen durch den Herstellungsprozess bewerkstelligt werden, bei dem Kaliumjodid mit Alkohol verschüttelt oder jodhaltige Pflanzen mit Zucker nach einem im Homöopathischen Arzneibuch festgelegten Verfahren verrieben werden. Durch die Aufwendung kinetischer Energie soll die Schwingungsintensität der einzelnen Moleküle gesteigert werden, wodurch Jod einfacher in die Schilddrüsenzellen eindringen kann. Liegt bei Ihnen also eine Störung der Jodverwertung auf Zellebene vor, sollten Sie wenigstens vier Wochen lang versuchen, diese mit dem Schüßler-Ergänzungssalz Nr. 15 Kalium jodatum D6 zu lindern oder sogar zu beheben. Man nimmt dazu am besten über den Tag verteilt 5 Schmelztabletten täglich und lässt sie im Mund zergehen. Die tägliche Jodaufnahme über die Ernährung sollte dabei parallel 200–300 Mikrogramm betragen, um genügend Nachschub zu liefern.

Bei einer Störung der Jodverwertung auf Zellebene: Versuchen Sie wenigstens vier Wochen lang, diese mit dem Schüßler-Ergänzungssalz Nr. 15 Kalium jodatum D6 zu lindern

Kalium chloratum D6 und weitere Schüßler-Salze

Nachdem »Unterfunktionstypen« generell unter einer Schwellneigung des Körpers zu leiden haben, ist es sinnvoll, die Therapie mit Kalium jodatum D6 mit vier weiteren Stoffwechselsalzen zu ergänzen.

Dazu geeignet sind:

Nr. 4 Kalium chloratum D6
Nr. 8 Natrium chloratum D6
Nr. 9 Natrium phosphoricum D6
Nr. 10 Natrium sulfuricum D6

Die »Unterfunktionskur« mit Schüßler-Salzen

Die »Unterfunktionskur« mit Schüßler-Salzen bestünde dann in der Einnahme von je 5 Stück der Nr. 4, Nr. 8, Nr. 9, Nr. 10 sowie der Nr. 15, das sind insgesamt 25 Schmelztabletten. Geben Sie die Tabletten abends auf ein Schälchen und lassen sie in einer ruhigen Stunde hintereinander im Mund zergehen. Behandeln Sie zwei Wochen lang und überprüfen Sie dann die Wirkung.

Spongia D6

Diese Verdünnungsreihe des Badeschwamms *Euspongia officinalis,* der einen auffallend hohen Gehalt an Halogenen aufweist – das sind Jod, Brom und Chlor –, gehört zu den am häufigsten verordneten homöopathischen Mitteln. Das Reizvolle daran: Jod ist im Badeschwamm als organische Verbindung, nämlich Dijodthyrosin, enthalten, das chemische Ähnlichkeit mit dem Schilddrüsenhormon aufweist und deshalb den Schluss zulässt, der Körper könne diese Form von Jod nicht nur zur Aufnahme durch die Schilddrüse, sondern auch an den Endorganen benutzen. Spongia ist ein gutes Mittel in Fällen, in denen Kalium jodatum D6 versagt. Nehmen Sie davon 5 Kügelchen morgens, und zwar mindestens 10 Minuten vor oder 30 Minuten nach dem Frühstück, und überprüfen Sie nach zwei Wochen die Wirkung in Bezug auf Ihre »Unterfunktions-Beschwerden«.

Spongia ist ein gutes Mittel in Fällen, in denen Kalium jodatum D6 versagt

Thyreoidinum D6

Hierbei handelt es sich um eine gebräuchliche Potenzierung homöopathisch aufbereiteten Schilddrüsenextraktes. Thyreoidinum wird seit dem späten 19. Jahrhundert von Homöopathen in der Behandlung von Schilddrüsenunter- wie auch -überfunktion eingesetzt und hat in Einzelfällen Kröpfe zur Rückbildung gebracht oder Morbus Basedow geheilt.

Drüsengewebe zu Heilversuchen einzusetzen ist die Fortsetzung der Medizin des Altertums, der Organotherapie, mit anderen Mitteln, denn es wird gesundes Schilddrüsengewebe verwandt in der Hoffnung, krankes Schilddrüsengewebe damit zu heilen.

Aus meiner Sicht ist ein Therapieversuch mit Thyreoidinum beim »Unterfunktionstyp« angebracht, wenn die Gabe von Kalium jodatum D6 sowie Spongia D6 nach jeweils zwei Wochen versagt hat. Es ist denkbar, dass geringe energetisierte Jodmengen in homöopathischem Schilddrüsengewebe dem Körper eine noch genauere Heilinformation liefern können, die über die von Kalium jodatum hinausgeht.

Möglich: ein Therapieversuch mit Thyreoidinum beim »Unterfunktionstyp«

Nehmen Sie von dem Mittel Thyreoidinum D6 5 Kügelchen täglich über vier Wochen, unter Beibehaltung einer jodreichen Ernährung, und überprüfen Sie dann, ob die körperlichen und seelischen Anzeichen eines »Unterfunktionstyps« verschwunden sind.

Barium carbonicum D6 und weitere Mittel zur Stoffwechselanregung

Hier haben wir es mit einem mineralischen homöopathischen Arzneimittel zu tun, welches am häufigsten bei Menschen eingesetzt wird, die langsam, schüchtern, kälteempfindlich und übergewichtig sind, als Spätentwickler gelten, viel schlafen und mitunter über Haarausfall klagen. Sie frieren leicht und neigen zu Schwellungen im Halsbereich, weniger der Schilddrüse als der Lymphknoten. Sie haben hier also im Prinzip fast das Bild eines »Unterfunktionstyps«, und es gibt Fälle von Schilddrüsenunterfunktion, die auf die Gabe von Barium carbonicum angesprochen haben sollen. Barium ist ein Erdalkalimetall, und Karbonat besteht aus Kohlenstoff, dem Grundbaustein des Lebens.

Eine Möglichkeit: bei Versagen der jodhaltigen Homöopathika »stoffwechselbeschleunigende Homöopathika« einnehmen

Zwei weitere Mittel, die wahrscheinlich direkt mit der Schilddrüse nichts zu tun haben, aber Menschen mit Zeichen einer Stoffwechselverlangsamung helfen können, sind die ebenfalls kohlenstoffhaltigen Arzneien Calcium carbonicum und Graphites. Eine weitere Möglichkeit bei Versagen der jodhaltigen Homöopathika wäre also, »stoffwechselbeschleunigende Homöopathika« einzunehmen.

Ich empfehle hier folgende Kur: Lutschen Sie täglich über zwei Wochen je 5 Kügelchen Barium carbonicum D6 morgens, Calcium carbonicum D6 mittags und Graphites D6 abends, jeweils mindestens 10 Minuten vor oder 30 Minuten nach dem Essen. Wiegen Sie sich vorher und nachher, und sehen Sie, wie viel Gewicht Sie verloren haben. Haben Sie mehr als 5 kg abgenommen, sollten Sie immer wieder einmal bei Gewichtszunahme daran denken, diese Kur durchzuführen. In manchen Fällen konnte ich beobachten, dass danach auch die Zeichen eines »Unterfunktionstyps« verschwunden waren.

Die bislang angeführten Homöopathika werden bei einem Großteil der Menschen mit »Unterfunktionstyp« die Beschwerden lindern oder beseitigen können. Sollten sie in Ihrem Fall versagen, empfehle ich an dieser Stelle, einen erfahrenen Homöopathen aufzusuchen, der mit Einzelmitteln arbeitet und geeignet ist, je nach vorherrschenden Beschwerden die individuell für Sie gebrauchte Arznei auszuwählen.

Empfehlungen für den »Überfunktionstyp«

Haben Sie Ihre Jodzufuhr mit der Ernährung ausreichend begrenzt?

Bevor wir zu den Empfehlungen für den »Überfunktionstyp« kommen, sollten Sie sich fragen, ob Sie Ihre Jodzufuhr mit der Ernährung ausreichend begrenzt haben. Haben Sie jodreiche Nahrung vermieden? Beschränken Sie sich wirklich auf jodarme Speisen und Getränke? Bevor Sie dabei nämlich nicht erfolgreich sind, werden Sie mit Homöopathie nur selten Erfolg haben. Ebenso steht es mit der Abklärung von Schilddrüsenbeschwerden. Wurde untersucht, ob Sie schon Autoantikörper gegen Schilddrüsengewebe gebildet haben? Ist durch Szintigrafie eine Schilddrüsenautonomie ausgeschlossen worden? Homöopathie kann zwar auch bei schweren Erkrankungen der Schilddrüse Erfolg haben – rasche und befriedigende Heilungen werden Sie bei ausgeprägten organischen Veränderungen damit aber nicht erleben.
Eine weitere Frage: Sind Sie bereit, seelische Konflikte, die unter einer homöopathischen Behandlung sichtbar werden können, auch wirklich zu lösen? Nach meiner Erfahrung hat die Homöopathie nämlich dort ihre größten Erfolge, wo seelische Konflikte körperliche Krankheitssymptome erzeugen, und das

ist bei den meisten Fällen eines »Überfunktionstyps« der Fall. Durch die homöopathische Behandlung kommen diese Konflikte an die Oberfläche – wodurch sich zugleich die körperlichen Veränderungen zurückbilden können. Werden diese Konflikte nun zufriedenstellend gelöst, tritt Heilung ein. Nutzt man die Gelegenheit nicht, können früher oder später wieder neue körperliche Beschwerden auftreten, und das nicht selten auf einer tieferen, schwerwiegenderen körperlichen Ebene.

Darauf muss an dieser Stelle hingewiesen werden, denn während es sich beim »Unterfunktionstyp« um eine Art Entwicklungsstörung handelt, bei der nach erfolgreicher Homöopathie in der Regel anhaltende Verbesserungen auftreten, ist man beim »Überfunktionstyp« mit einem dynamischen Krankheitsgeschehen konfrontiert, das auch bei gut gewählten Mitteln häufig nur Zwischenerfolge zulässt, da sich die seelischen krankheitsdynamischen Kernkonflikte nicht ändern. Haben wir beim »Unterfunktionstyp« ein Stufenschema kennengelernt, das vom Einsatz eines Jodsalzes über die Verwendung organischer Jodformen und Gabe vom Schilddrüsenextrakt selbst bis zu Grundbaustoffen des Lebens wie Kohlenstoff oder Kalzium fortschreitet, müssen wir beim »Überfunktionstyp« einen anderen Weg beschreiten, denn es gibt hier in der Regel einen schädlichen seelischen Einfluss, der die Lebenskraft aufzehrt und unbehandelt in eine schwere Schilddrüsenkrankheit münden kann. Klassische Homöopathen wie Georgos Vithoulkas, Jan Scholten oder Rajan Sankaran[23] haben sich darum bemüht, diese Triebfaktoren der Krankheit einzelnen Mitteln zuzuordnen. Einiges aus ihren

Beim »Überfunktionstyp« gibt es in der Regel einen schädlichen seelischen Einfluss

Schriften soll in die folgenden Empfehlungen einfließen.

Alle Arzneien, die in diesem Unterkapitel erwähnt werden, haben etwas gemeinsam: Sie stehen symbolisch für das Leben an sich und haben eine starke medikamentöse Wirkung auf die »warmen« Organe des Menschen, vornehmlich Herz und Geschlechtsorgane.

Die überwiegende Mehrheit der Schilddrüsenhomöopathika stammt aus dem Meer. Auch der Mensch ist phylogenetisch betrachtet ein Säugetier, das vor Jahrmillionen dem Meer entstieg, wie heute noch die Babys aus dem Fruchtwasser heraus zur Welt kommen und erst dabei die Elemente Luft und Erde kennenlernen. Genauso wie die Schilddrüse die nachfolgende Entfaltung des Körpers mittels Jod auslöst, nutzt man Meeresabkömmlinge, um Krankheiten der Schilddrüse zu lindern. Das gilt nicht nur für die Unterfunktion, sondern auch für die Überfunktion und reicht von Meersalz (Natrium muriaticum) über weitere Meerwasser-Bestandteile wie Jod und Brom und Meerespflanzen wie Spongia und Fucus vesiculosus bis zu Meerestieren wie Sepia, deren Tinte salz- und jodreich ist.

Die überwiegende Mehrheit der Schilddrüsenhomöopathika stammt aus dem Meer

Diese enge Verbindung zum Quell allen Lebens zeigt, dass Schilddrüsenüberfunktionen prinzipiell etwas mit dem Schenken von Leben und mit der Aufgabe, junges Leben zu fördern, zu tun haben. Das Meer steht aber auch für das Bewegliche, stetig Veränderliche, schwer Fassbare, Spontane des Lebens, ist ständigen Veränderungen und Schwankungen unterworfen, von denen manche wie Ebbe und Flut dem Einfluss des Mondes zuzuordnen sind, ein 28-tägiger Regelkreis, der an den Geschlechtszyklus der Frau erinnert. Jeder der im Folgenden genannten Kernkonflikte ist vor dem Hintergrund dieser Dynamik zu sehen, die sich im Alltag als Mutter-Kind-Konflikt, in Form von Fruchtbarkeit oder Unfruchtbarkeit, geregeltes oder ungeregeltes Leben mit ihren Folgen äußert.

Jodum C30: Folge einer Existenzbedrohung mit Heißhunger und Gewichtsverlust

Homöopathisch gesehen steht Jod für die tiefstgehende seelische Verletzung

Homöopathisch gesehen steht Jod für die tiefstgehende seelische Verletzung, die als so existenziell bedrohlich empfunden wird wie ein tödlicher Stoß. Häufige Ursache ist das Verlassenwerden durch einen starken Partner. Die Antwort ist hektische Aktivität, Schlaflosigkeit und Gewichtsverlust, also ein Ankurbeln der Schilddrüse, das sich im Laufe der Zeit verselbstständigen kann.

In diesem Fall nehme man 5 Kügelchen Jodum C30. Eine Verbesserung sollte bereits innerhalb der nächsten Stunden spürbar sein. Sobald eine neuerliche Verschlechterung eintritt, nimmt man wieder 5 Kügelchen, und das so oft, wie es zu einer Verschlechterung kommt, was allerdings mit der Zeit immer seltener werden sollte.

Brom C30: Zermürbende Schuldgefühle, die mit der Erziehung der Kinder in Verbindung stehen

Das Spurenelement Brom findet sich wie Jod organisch gebunden fast nur in Meerespflanzen, und dort ähnlich wie Jod in extrem hoher Konzentration. Jod und Brom üben im Körper des Menschen verwandte und etwas gegensätzliche Funktionen aus. Brom wird vor allem in der Hypophyse angereichert, der Hirnanhangsdrüse, die ja auch das die Schilddrüsenproduktion belebende TSH ausschüttet. Brom wird nachts im Schlaf von der Hirnanhangsdrüse in den Kleinhirnbereich abgegeben. Große Menge von Brom wirken einschläfernd.

Im seelischen Bereich wird Brom mit dem Gewissen in Verbindung gebracht. Ist ein schlechtes Gewissen kein gutes Ruhekissen, hilft Brom. Steht dieses schlechte Gewissen, zum Beispiel als Elternteil der gesunden und reichen Entwicklung eines Kindes nicht gerecht werden zu können, in Verbindung mit einer Störung der Schilddrüse, sollte an homöopathisches Brom gedacht werden. 5 Kügelchen Brom C30 führen innerhalb weniger Stunden zu einer Verbesserung der Beschwerden. Bei neuerlicher Verschlechterung wird die Gabe wiederholt. Solange eine erneute Gabe wieder zu einer Verbesserung führt, sind Sie beim richtigen Mittel und sollten es jedes Mal bei einer erneuten Verschlechterung anwenden.

Im seelischen Bereich wird Brom mit dem Gewissen in Verbindung gebracht

Natrium muriaticum C30: Der Konflikt mit der eigenen Mutter und der Konflikt, Mutter zu sein

Dieses am häufigsten gebrauchte Heilmittel – als Kochsalzlösung bei Katarrhen, Hautpilz oder Neurodermitis, als Schüßler-Salz Nr. 8 Natrium chloratum D6 bei laufender Nase, Schwitzen oder Beinschwellungen – entfaltet im Hochpotenzbereich einen starken Einfluss auf die Seele, indem es die Rückbildung von Gram und Bitterkeit über länger zurückliegende Ereignisse fördert.

Natrium muriaticum C30 – für Menschen, die die Welt als nicht freudvoll genug erleben

Vereinfacht ausgedrückt eignet sich dieses Mittel für Menschen, denen im Mutterleib äußerst wohl war und die es nur schwer verkraften können, dass die Welt, in die sie hineingeboren werden, weniger Freuden bereithält. Anfangs dient ihnen die Beschuldigung ihrer Mutter, des ersten Menschen, der in diesem Leben in der Außenwelt für sie zuständig war, als Erklärung für die Misere. Sie versuchen sich über ehrliche Leistung Anerkennung zu erwerben, erleben aber, dass ihnen wirkliche Zuneigung nur selten gewährt wird. Kommen dann ein eigenes Kind und seine Forderungen hinzu, erleben sie Verzweiflung darüber, dass nun noch weniger für sie übrig bleiben soll, und werden darüber in der Hektik der Kinderbetreuung der ersten Jahre unruhig, rastlos und letztlich schilddrüsenkrank.

Wenn Sie sich mit diesen Ausführungen identifizieren können, nehmen Sie 5 Kügelchen Natrium muriaticum C30. Wenn Sie daraufhin angenehm müde werden, haben Sie ein Heilmittel gefunden, das Sie über Jahre begleiten kann und immer wieder einmal bei Verschlechterungen zur Anwendung kommen sollte.

Kalium phosphoricum D6 und weitere Schüßler-Salze

Hier bietet sich eine gute Gelegenheit, auf die Schüßler-Salze bei Überfunktion hinzuweisen, da man mit Mineralien, die die Muskeln entspannen, den Schlaf fördern und den Stoffwechsel entlasten, durchaus eine gewisse Heilwirkung erzielen kann.

In Frage kommen hier:

Schüßler-Salze bei Überfunktion

Nr. 2 Calcium phosphoricum D6: es verleiht Stabilität und hilft bei Herzbeschwerden;
Nr. 5 Kalium phosphoricum D6: es entspannt und vertieft den Schlaf;
Nr. 6 Kalium sulfuricum D6: es erleichtert die Arbeit des Stoffwechselorgans Leber;
Nr. 7 Magnesium phosphoricum D6: es lockert die Muskeln und hilft beim Einschlafen.

Am besten nimmt man die Salze in Form einer Kur ein, wobei je 5 Tabletten auf ein Schälchen gelegt und abends vor dem Schlafengehen hintereinander weggelutscht werden. Suchen Sie sich für die Kur jenes der beschriebenen Salze aus, zu dem Ihre Beschwerden am besten passen. Die einzelnen Salze lassen sich auch miteinander kombinieren. Achten Sie aber darauf, dass Sie die Tabletten eines Salzes immer einzeln im Mund zergehen lassen, um ihr Wirkpotenzial möglichst vollständig auszuschöpfen.

Sepia C30: Empfindung einer Frau, zu Dingen gezwungen zu werden, die sie eigentlich nicht tun will

Der Tintenfisch ist ein weiches Tier, das in der Nahrungskette nur überleben kann, indem es sich in Felsspalten zurückzieht und sich sonst mithilfe einer Vernebelungstaktik hilft, indem es blitzartig seine schwarze Tinte verströmt. Sepia wird in der Homöopathie fast nur für Frauen gebraucht. »Sepia«-Typen sind häufig Menschen, die Beziehungen nur eingehen, um sich einen Schutzmantel zu schaffen, der sie im Haifischbecken unserer Gesellschaft überleben lässt. Leider ist diese Häuslichkeit nicht selten mit einigen »Missverständnissen« wie Haushaltspflichten und Kindererziehung verbunden, die der Selbstverwirklichung, die meist im kreativen Bereich liegt, entgegenstehen.

Sepia C30 – wenn man sich Aufgaben stellen muss, die man eigentlich nicht will

Sich diesen Aufgaben zu stellen, obwohl man sie eigentlich nicht will, bildet dann die Basis für die Ausbildung eines »Überfunktionstyps«. Mit der Einnahme von 5 Kügelchen Sepia C30 lässt sich dieser Zustand vorübergehend abmildern. Die Kraft, die einem dadurch zuwächst, sollte möglichst dazu genutzt werden, einiges klarzustellen und zu versuchen, Neigung und Pflichten unter eine Decke zu bekommen.

Lachesis C30: Wenn Schönheit und Anziehungskraft in Gefahr geraten

Das Gift der Buschmeisterschlange wird in der Homöopathie immer dann in Betracht gezogen, wenn linksseitige Beschwerden auftreten. Für die Schilddrüse heißt das: bei linksbetontem Kropf oder ausgeprägten Herzbeschwerden beim »Überfunktionstyp«. In diesen Fällen sollten Sie an den Einsatz homöopathisch verdünnten Schlangengiftes denken, und das in Konzentrationen wie C30, in der physikalisch betrachtet gar keine Wirkstoffmenge mehr vorhanden sein dürfte, denn es handelt sich hier um eine sehr scharfe Arznei.

Die hektische Betriebsamkeit bei Lachesis kommt immer dann zutage, wenn die Veränderungen des Körpers im Rahmen einer Schwangerschaft und Geburt oder durch den Alterungsprozess und die Furcht, an Attraktivität zu verlieren, im Vordergrund stehen. Der Wettkampf mit einer Rivalin, verbunden mit verbaler Angriffslust und Eifersucht in Bezug auf den Partner, sind Hinweise darauf, dass Lachesis gebraucht wird. Achten Sie darauf, ob 5 Kügelchen Lachesis C30 eine konkrete Verbesserung Ihres Befindens erzeugen, und wiederholen Sie die Gabe im Bedarfsfall, also wenn eine neuerliche Verschlechterung eintritt.

Wir wollen an dieser Stelle unsere Vorschläge bei »Überfunktionstyp« beenden, wohl wissend, dass man die Liste der möglicherweise wirkungsvollen Arzneien noch auf mehrere Hundert weitere Mittel verlängern könnte. Die tägliche Erfahrung aber zeigt, dass diese besser mit einem Homöopathen erarbeitet werden, der Einzelmittel einsetzt und sich für Gespräche Zeit nimmt, denn nur so sind wirkliche Fortschritte in Richtung Heilung zu erwarten.

Weitere möglicherweise wirkungsvolle Mittel sollten besser mit einem Homöopathen erarbeitet werden

Die Kraft der 4 Elemente: Altertumsmedizin und Klosterheilkunde

Die Nutzung der Heilkräfte von Pflanzen, Wasseranwendungen und Klimaveränderungen stellt die älteste wissenschaftliche Therapieform überhaupt dar und wurde schon vor etwa 2500 Jahren in Griechenland von Männern wie Empedokles von Akragas, Hippokrates von Kos oder Alkmaion von Kroton gepflegt. Sie erkannten, dass Wärme und Kälte sowie Feuchtigkeit und Trockenheit in der Natur mit Krankheitsäußerungen des Körpers in Verbindung gebracht werden können. Diese Erkenntnisse wurden zur »Humoralpathologie«, der Säftelehre des Mittelalters verarbeitet und bildeten die Basis der Klosterheilkunde. Auch Hildegard von Bingen schuf daraus die

Eckpfeiler ihrer Heillehre, die heute als »Hildegard-Medizin« bekannt ist.

Sie sind bei der Heilmethode von den Elementen gut aufgehoben

Sie sind also bei der Heilmethode von den Elementen gut aufgehoben, denn sie hat sich schon vor Jahrtausenden auch in anderen Hochkulturen wie Indien oder China durchgesetzt und blieb dort zum Teil bis zum heutigen Tag erhalten. Bei uns ist sie durch den technologischen Fortschritt etwas in Vergessenheit geraten, was zur Folge hat, dass wir Krankheiten nur so lange einzuordnen wissen, wie die damit verbundenen chemischen Abläufe ausreichend gut erforscht sind. Das ist leider nur in sehr wenigen Fällen der Fall. In diesem Unterkapitel werden wir versuchen, die Elementelehre mit den Erkenntnissen unserer heutigen Wissenschaft zu verknüpfen. Sie werden sehen, dass man damit einen neuen Blick auf Krankheitsgeschehen gewinnt und einen Weg erkennen kann, der – einmal beschritten – zu einem Mehr an Leben und Gesundheit führt.

Die Elementelehre mit den Erkenntnissen unserer heutigen Wissenschaft verknüpfen

Die Lehre von den Elementen ist eigentlich ziemlich einfach und selbst einem Kind vermittelbar. Sie müssen nur versuchen, Krankheitsbeschwerden den Elementen Luft, Feuer, Wasser und Erde zuzuordnen.

Die Kraft der Elemente für den Körper

»Überfunktionstypen« leiden darunter, dass die warmen Elemente Luft und Feuer in ihnen überschießend tätig sind; bei »Unterfunktionstypen« dagegen besteht ein Übermaß an Kälte. Wenn man versucht, diese Ungleichgewichte klimatisch zu beeinflussen, wird man schon nach kurzer Zeit Verbesserungen erzielen.

Ein »Unterfunktionstyp« fühlt sich während eines Aufenthalts in einer warmfeuchten Klimazone pudelwohl, denn er wird dort, wo es warm ist, weniger frieren. In warmen Regionen herrscht aber neben bestimmten klimatischen Einflüssen auch eine entsprechende Lebenskultur, und auch die ist dem »Unterfunktionstyp« angenehm. Gerade war er noch niedergeschlagen und antriebslos, nun spürt er die Dynamik südländischer Wesensart, die unweigerlich stärker auf Gerüche, Musik, Tanz und Esskultur setzt, als das in nördlicheren Kulturen üblich ist. »Unterfunktionstypen« genießen das »mediterrane Leben«, dessen Charakteristika unweigerlich mit den klimatischen Verhältnissen zusammenhängen. Dort ist auch das Essen viel stärker gewürzt als zu Hause, und Würze wärmt bekanntlich den Körper, tut dem »Unterfunktionstyp« wohl und kann seine Schilddrüsenfunktionsstörung beeinflussen.

»Unterfunktionstypen« genießen das »mediterrane Leben«, dessen Charakteristika unweigerlich mit den klimatischen Verhältnissen zusammenhängen

Natürlich sollte dieser Wechsel stufenweise erfolgen, denn ein rasches Erhitzen des Körpers würde eine erhebliche Anpassungsreaktion hervorrufen, mit heftigen Krankheitserscheinungen. Doch hat man sich einmal an das »südliche« Leben gewöhnt, ist es wahrscheinlich, dass über kurz oder lang der in der Kälte des Nordens entstandene »Unterfunktionstyp« aufgehoben wird, und sei es nur, weil der Körper vom Klima häufiger gewärmt wird und die Schilddrüse dadurch weniger gefordert ist, seine Temperatur zu regulieren.

Ähnlich einfach ist es für den »Überfunktionstyp«, mit klimatischen Einflüssen Krankheitsprozesse abzumildern. Er hat ja das Gefühl, vor innerer Hitze vergehen zu müssen. Hier ist einfach nur logisch, dass der Aufenthalt im kalten Norden oder im Gebirge sich positiv auswirken wird. Und wie zufällig herrschen hier Verhaltensweisen vor, die auch das »Mütchen« des »Überfunktionstyps« kühlen. Seine »luftigen« Ideen werden durch die ruhige, »geerdete« Wesensart der Menschen in nördlichen Klimazonen auf das Normalmaß zurückgeführt. Auch die große Regelmäßigkeit der Lebensführung ist Balsam auf die Seele von Menschen, deren Schilddrüse auf Hochtouren läuft. Im Norden wollen die Menschen ihre Ruhe – und das will auch der »Überfunktionstyp«, denn Hektik macht ihn krank.

Für den »Überfunktionstyp« wird sich der Aufenthalt im kalten Norden oder im Gebirge positiv auswirken

Im Norden scheint die Sonne weniger, und die Dunkelheit hilft dem »Überfunktionstyp«, leichter in einen geordneten Schlafmodus zu finden. Hier kann ihn auch ein Spaziergang in eisigen Temperaturen gut auskühlen lassen; das Gefühl, vor innerer Hitze zu vergehen, wird er im Norden seltener haben. Sie sehen also: Wo der Mangel an Sonnenlicht den »Unterfunktionstyp« noch weiter in die Krise stürzen würde, polt er den »Überfunktionstyp« so um, dass er wieder leichter in seine Mitte kommt und rein durch die klimatischen Verhältnisse schon eine Heilwirkung erfährt.

Diese Gedankengänge sind die Basis der Elementelehre, die in ihrer jahrtausendealten Geschichte – von diesen einfachen Sinneszusammenhängen ausgehend – ein ausgefeiltes Lehrgebäude errichtet hat, mit dem sich jeder Teil der Natur den Elementen zuordnen und auf seine medizinische Nützlichkeit prüfen lässt. Wie viel kann man mit dergleichen Verhaltens-

maßnahmen bewirken? Ein Anhaltspunkt für die hohe Wirksamkeit dieser Medizin lässt sich manchmal an kleinen Details finden: Vor einer Weile fanden Archäologen einen Klosterfriedhof auf der Bodenseeinsel Reichenau, von der auch das erste Werk der Klostermedizin aus der ersten Hälfte des 9. Jahrhunderts, der »Hortulus« des Walahfried Strabo, stammt.
Die Mönche, die damals im finstersten Mittelalter mit der Elementelehre arbeiteten, wurden steinalt – und hatten fast alle im hohen Alter noch ein vollständiges Gebiss! Ähnliches Gesundheitsbewusstsein herrscht auch in China und in Indien vor: Sowohl die traditionelle chinesische Medizin als auch das Ayurveda weiß um die Kraft der Elemente. Manche Störungen wie zum Beispiel Wechseljahrsbeschwerden, die die Frauen hierzulande beinahe als naturgegeben betrachten, sind in diesen Ländern fast unbekannt und Zivilisationskrankheiten Mangelware.
Gerade diese Zivilisationskrankheiten sind im Grunde genommen nichts anderes als Folgeerscheinungen der Abkehr vom Weg der Elementelehre – und nur nebenbei auch chemische Phänomene wie die Überladung der Stoffwechselmaschine Mensch mit Kalorien. Auch die viel beklagte Überlastung des Körpers mit den zahlreichen Zusatzstoffen aus industriell hergestellten Lebensmitteln sollte nicht nur aus chemischer Sicht betrachtet, sondern auch in Hinsicht darauf untersucht werden, welche Bedeutung es für den Menschen hat, den Bedarf seines Körpers nach authentischen Gerüchen und Geschmacksnoten zu decken, denn auch diese sind notwendig, um Ungleichgewichte im Bereich der Elemente zu beheben.

Auch Zivilisationskrankheiten sind im Grunde genommen nichts anderes als Folgeerscheinungen der Abkehr vom Weg der Elementelehre

Lernen wir das Wirken der Elemente in unserer deutschen Kultur ein bisschen besser kennen: Vom Norden abgesehen handelt es sich um eine große Landmasse mit relativ wenigen Gewässern. Die kühle Jahreszeit dauert relativ lang an, die Hälfte des Jahres wird geheizt. Man würde also vom geografischen Gesichtspunkt her erwarten, dass die Menschen vor allem an einem Übermaß des Elementes »Erde« leiden und dass der »Unterfunktionstyp« vorherrscht.

In Deutschland: Übermaß des Elementes »Erde«

Das ist tatsächlich so, und das kann man auch im Straßenbild sehen. Schauen Sie einmal in einem Geschäftsviertel, welche Farben hier vorherrschen, und Sie werden erkennen, dass es mineralische Farben sind. Unsere Städte sind grob gesagt Steinhaufen mit wenig Grün, und auch die Kleider der Menschen, die Farben der Autos, die Hinweisschilder bevorzugen Stein- und Erdfarben. Leblos und kristallin, kühl und unnahbar sind auch die Lebensabläufe in unseren Städten. Die Menschen sind wortkarg, sprechen leise und trocken, und sie folgen ganz strengen, fast mechanischen Alltagsregeln, sodass man an die Symmetrien und geraden Linien von Kristallen erinnert wird.

Manche Menschen versuchen aus der starken Durchstrukturierung auszubrechen

Um aus dieser Vorhersehbarkeit, dieser Verplanung und Durchstrukturierung auszubrechen, wählen manche Menschen dann Verhaltensweisen, die sich mit dem trockenen und warmen Element des Feuers in Verbindung bringen lassen. Sie sind ärgerlich, sie wählen knallige Signalfarben, sie sprechen und bewegen sich schnell und immer schneller und suchen in ihrer Freizeit das High der starken Reize.

Nach der Elementelehre führen Feuer und Erde gemeinsam zu Trockenheit – und so kann es nicht verwundern, dass trockene Krankheiten wie Herzinfarkt oder Schlaganfall – die Folgen von Gerinnselbildung sind – oder Gewebsverdichtungen wie Krebs oder Alzheimer als Ausdruck von Kälte und Trockenheit zu den häufigsten »Zivilisationserkrankungen« gehören. Tatsächlich ist es für einen Menschen, der im westlichen Leben steht, nämlich in einem Arbeitsprozess, der Leistung und Pünktlichkeit verlangt, verbunden mit dem Korsett der Ansprüche und Forderung der Familie, schwierig, dieser Verstrickung zu entrinnen.

Gerade in unserer nördlichen kühlen und trockenen Natur ist die Schilddrüse mit der Aufgabe betraut, das entsprechende »Gegengift« zu bilden: Sie hat die Aufgabe, das Element »Luft« zu verstärken, und wenn es ihr gelingt, sollte man davon auch einen positiven Einfluss auf viele Zivilisationskrankheiten erwarten können. Vom Standpunkt der Elementelehre geht also die Bedeutung der Schilddrüse noch über das hinaus, was ihr die Schulmedizin zubilligt. Solange sie Leben spendet, schützt sie den Körper gleichzeitig vor den Krankheiten, die wir am meisten fürchten.

Besonders in unseren nördlichen Breiten hat die Schilddrüse die Aufgabe, das Element »Luft« zu verstärken

Wir können also festhalten, dass über die Jodversorgung hinaus alles, was Feuchtigkeit und Wärme im Körper verstärkt, der Schilddrüse helfen wird. Unter den Nahrungsmitteln erkennt man die gewünschten Eigenschaften meist am Geschmack. Der Geschmackssinn unterscheidet die 4 Elemente nämlich wie folgt:

salzig: Feuer (warmtrocken),
bitter: Erde (kühltrocken),
sauer: Wasser (kühlfeucht),
süß: Luft (warmfeucht).

Empfehlungen für den »Unterfunktionstyp«

Alles, was süß schmeckt, macht warm und feucht

Warmes Klima: Alles, was süß schmeckt, macht also warm und feucht. Kein Wunder, dass wir gerade in unseren Breiten so häufig Lust auf Süßes haben und dass sich gerade im Bereich der Alpen und Voralpen die meisten Konditoren etabliert und sich weltweiten Ruhm mit ihren Süßspeisen erworben haben. Süße wird mit Leben und Glück in Verbindung gebracht, weil sie die Schilddrüse günstig beeinflusst. Wenn wir von der Süße des Lebens sprechen, meinen wir ja, ohne es zu wissen, eine gut funktionierende Schilddrüse, also das richtige Maß an Wärme und Feuchtigkeit im Körper. Wenn der Italiener von »la dolce vita« spricht, hat er dagegen eher selten Süßigkeiten im Sinn, sondern die »Süßigkeit« warmer klimatischer Verhältnisse – und meint doch in Bezug auf die Schilddrüse das Gleiche, nämlich ihre Stärkung durch Licht, Luft und Sonne.

Würziges und Salziges tut »Unterfunktionstypen« gut

Wärmende Gewürze: Auch das Element Feuer, das neben der Wärme Trockenheit im Körper schafft, kann der Schilddrüse helfen, vor allem an kühlen und feuchten Tagen. Auf der Ebene des Geschmacks geht es hier um das Würzige und Salzige. Wenn man es als Heilmittel für »Unterfunktionstypen« einsetzen will, sollte es mit reichlich warmem Wasser eingenommen werden. Das Ergebnis nennt man landläufig Suppe.

»Unterfunktionstypen« sollten also vor allem klare Suppen mit einer Gemüseeinlage essen, und das am besten mit Kräutern, denen ein wärmender Charakter attestiert werden kann. Solche Kräuter wurden im Altertum und im Mittelalter vor allem in der Proven-

Wärmende Gewürze für den »Unterfunktions-typen«

ce angebaut und werden heute vielfach als Mischungen unter Bezeichnungen wie »Kräuter der Provence« angeboten. Im Einzelnen handelt es sich um: Rosmarin, Lavendel, Estragon, Basilikum, Thymian, Liebstöckel, Kerbel, Lorbeer, Bohnenkraut, Majoran, Oregano. Sie alle eignen sich als Speisewürze und als Teebeimischung und können auch durch ihre ätherischen Öle Heilkraft entfalten, besonders Lavendel und Thymian.

Ein gutes Gewürz, mit dem man Wärme in den Körper bringen kann, ist Chili, ein Pulver aus roter Pfefferschote. In Form der in der Apotheke erhältlichen Chili-Tinktur kann man 3-mal täglich einen Tropfen in ein Glas Wasser geben und es trinken. Die scharfe Würze ist allerdings gewöhnungsbedürftig.

Ein weiteres wichtiges wärmendes Gewürz ist Ingwer. Eine Scheibe Ingwerknolle mit heißem Wasser aufgegossen ist ein gut geeignetes Getränk, um den »Unterfunktionsblues« zu beseitigen. Als Tee eignet sich also prinzipiell alles Würzige, Scharfe und Aromatische. Im süddeutschen Raum heißt das im Winter: Glühwein trinken. Prinzipiell ist Alkohol, der ja auch wärmende Eigenschaften hat, nicht schädlich, allerdings nur solange er in Maßen genossen wird, das heißt ein Glas Glühwein täglich. Je stärker und häufiger Sie diese »wärmenden« Kräuter anwenden, desto weniger werden Sie die Beschwerden eines »Unterfunktionstyps« erleiden müssen.

Aus dem Gesagten geht klar hervor, dass jemand, der eine Überfunktion hat, mit Süßem und Salzigem zurückhaltend sein und sich eher auf Bitteres und Saures verlegen sollte, um sein körperliches Ungleichgewicht nicht weiter zu gefährden.

Für den »Unterfunktionstyp« wichtig: körperliche Bewegung

Körperliche Bewegung: Von der Nahrung abgesehen hat der »Unterfunktionstyp« noch ein weiteres wichtiges Heilmittel an der Hand, an das viel zu selten gedacht wird: körperliche Bewegung. Hier zeigt die rote Farbe von Muskeln ganz eindeutig, dass sie den warmen Elementen zugeordnet werden können und dass eine Verstärkung von Muskelgewebe im Körper vom Standpunkt der Elementelehre aus günstig sein müsste.

Und tatsächlich ist es so, dass der »Unterfunktionstyp« leicht verfettet, also ein weißliches Gewebe aufbaut, das ein Übermaß des Elementes »Wasser« andeutet. Dass diese äußerliche Erscheinungsform von Gewebe mit innerlichen Verhältnismäßigkeiten in Verbindung steht, erkennen Sie daran, dass Muskelbewegungen Wärme erzeugen. Wenn man friert, beginnt der Körper zu zittern, um Wärme zu erzeugen, und das hilft der Schilddrüse. Oder man hüpft auf und ab, um die Muskeln aktiv zu bewegen – und hat den gleichen Effekt. Haben die Muskeln einmal ihre Betriebstemperatur erreicht, spürt man, wie einem warm wird.

Man kann mit regelmäßigem Training einer überforderten Schilddrüse Arbeit abnehmen

So kann man mit regelmäßigem Training einer überforderten Schilddrüse Arbeit abnehmen, woraus sich der ganz klare Schluss ziehen lässt, dass »Unterfunktionstypen« Sport machen müssen, und das täglich und mit dem Ziel, Muskelgewebe aufzubauen. Eine ähnliche Wirkung hat Hungern. Es zwingt den Körper, seinen Stoffwechsel anzukurbeln – eine Anregung für die Schilddrüse. Achten Sie darauf, nicht zu viel zu schlafen, dadurch fällt der Körper in eine Art Winterschlafstimmung, bei der der Stoffwechsel noch weiter zurückschaltet. Leuchten Sie in der dunklen Jahreszeit Ihren Wohnbereich mit hellen Glühbirnen aus oder schaffen Sie sich sogar besondere Lichttherapielampen mit hohen Lux-Werten an, denn Licht stimuliert den Stoffwechsel über ein weiteres Hormon, das Melatonin.

Wichtig für »Unterfunktionstypen«: Wärmepackungen

Wärmeanwendungen: Wichtig sind für »Unterfunktionstypen« auch Wärmepackungen. Dabei sollten Sie neben der Wärmflasche vor allem an den Heilwärmer24® denken, ein Eisenpulver, das sich unter Luftzutritt auf etwa 40 °C erwärmt und diese Wärme über 24 Stunden hält. Erhältlich ist es in der Apotheke. Gerade im Winter oder in der Übergangszeit kann ein Heilwärmer, über dem Kreuzbein oder im Nacken fixiert und unter der Kleidung getragen, den Tag retten.

Natürlich kann der Heilwärmer auch direkt auf der Schilddrüse angewendet werden. Abends direkt auf die Halsvorderseite gelegt, wirkt er durchblutungssteigernd und schilddrüsenaktivierend. Allerdings sollten Sie aufpassen, wenn Ihre Unterfunktion durch einen Entzündungsprozess wie die Hashimoto-Thyreoiditis hervorgerufen wird. Eine Mehrdurchblutung kann hier die Entzündung anheizen. Bei allen Temperaturanwendungen gilt: Wenn sie guttun, sind sie auch gut. Alles, was unangenehm ist, ist schädlich.

Wärmezufuhr hilft am besten, wenn sie mit einer klimatischen Veränderung verbunden ist: Menschen, die in einer warmen Region ans Meer ziehen, garantieren nicht nur eine Verstärkung des warmfeuchten Elementes, sondern sie atmen auch jodhaltige Luft.

Messen der Körpertemperatur: Vor allem rektal gemessen, sagt Ihnen die Körpertemperatur ganz deutlich, wie aktiv Ihre Schilddrüse arbeitet. Absolute Zahlen sind hier weniger bedeutungsvoll als Änderungen Ihrer Körpertemperatur im Laufe des Behandlungszeitraums. Deshalb ist es sinnvoll, eine »Fieberkurve« anzulegen, wie das manche Frauen von der Verhütungsmethode nach Knaus-Ogino her kennen. Sie basiert darauf, dass der Anstieg des »wärmenden und trocknenden« Progesterons mit einer Erwärmung des Körpers gegen Zyklusmitte einhergeht.

Die Körpertemperatur sagt Ihnen ganz deutlich, wie aktiv Ihre Schilddrüse arbeitet

Abgesehen von eventuellen Zyklusschwankungen, die beim »Unterfunktionstyp« viel geringer ausfallen als beim »Überfunktionstyp«, gibt es einen Mittelwert, der Ihnen sagt, was die Schilddrüse tut. Als »Unterfunktionstyp« werden Sie anfangs auf Werte von 35 bis 36 °C kommen. Nach einigen Tagen Tee, Suppe und wärmenden Kräutern kann es sein, dass Sie Werte von 36,5 oder gar 37 °C erreichen. Dabei werden Sie feststellen, dass auch Ihr Lebensmut und Ihr Unternehmungsgeist zurückgekehrt sind und Sie nicht mehr frieren. Hier hat die Zufuhr von Wärme der ermatteten Schilddrüse bei ihrer Arbeit geholfen – eine Schilddrüsenstimulation ganz ohne Jodzufuhr.

Empfehlungen für den »Überfunktionstyp«

Höhenklima: »Überfunktionstypen« werden sich dagegen über den Winter freuen und den Aufenthalt in dunklen, kalten Regionen mit geregeltem Tagesablauf genießen. Eine ideale Umgebung für sie ist Höhenklima. Den Ärzten des 19. Jahrhunderts war bekannt, dass man eine feuchtwarme Erkrankung wie die Tuberkulose in den Bergen klimatisch beeinflussen kann. Gleiches gilt für eine ähnlich zehrende Erkrankung wie die Schilddrüsenüberfunktion. Zudem gelingt es nirgends als in den bekannt jodarmen Alpen besser, Jod zu vermeiden.

Kälteanwendungen: Wer es sich nicht leisten kann, einfach in ein anderes Klima umzuziehen, muss sich mit Kälteanwendungen behelfen. Die beste Form, Kälte zuzuführen, besteht im Vermeiden wärmender Kleidung. Gewöhnen Sie sich daran, weniger und dünnere Kleidung zu tragen. Lernen Sie, kühl zu duschen oder zu baden. Als Temperaturanwendung geeignet ist auch ein Kältepack. Das können Eiswürfel sein, die Sie in ein Handtuch einwickeln, oder ein Silikonkissen, das sich immer wieder im Eisfach abkühlen lässt. Kühle Auflagen auf die Stirn oder den Nacken und auch auf der Schilddrüse sind Gegengifte, besonders im Sommer. Letzteres reduziert reflektorisch die Durchblutung der Schilddrüse, und Organe, die weniger mit Sauerstoff versorgt werden, arbeiten auch langsamer. Das ist in Fällen, in denen der Regelmechanismus der Schilddrüsenhormonproduktion ohnehin vom wirklichen Bedarf abgekoppelt ist, sehr sinnvoll.

Dem »Überfunktonstypen« tut Kälte gut

Ruhe und richtige Ernährung: Als »Überfunktionstyp« müssen Sie die Ruhe suchen und Bewegung eher vermeiden. Sport ist für Sie ebenso Gift wie Hungern – achten Sie auf regelmäßiges Essen und vermeiden Sie gewürzte, gesalzene und zu süße Speisen.
Als Heilmittel geeignet sind besonders bittere und saure Nahrungsmittel. Machen Sie sich in dem Zusammenhang mit der Schafgarbe und dem

Löwenzahn vertraut. Beide sind uralte Heilpflanzen, die man in der warmen Jahreszeit auf der Wiese findet, den Löwenzahn im Frühsommer und die Schafgarbe im Hochsommer. Genießbar sind prinzipiell alle Teile der Pflanzen, zum Kauen geeignet sind aber vor allem Blüten und Blätter. Nutzen Sie diese Pflanzen reichlich als Salatbeigabe oder essen Sie sie zwischendurch am Wegesrand – allerdings nur in Regionen, in denen Sie keine Verschmutzung fürchten müssen.

Besonders geeignet bei Überfunktion: Löwenzahn und Schafgarbe

Morgens sollten Sie eine Pampelmuse zu sich nehmen, und zwar eine möglichst bittere, die Sie mit etwas Honig süßen können.

Pfefferminztee besitzt kühlende Eigenschaften und ist abgekühlt mit Eiswürfeln bei Überfunktion als Erfrischungsgetränk gut dazu geeignet, Beschwerden zu lindern.

Die Kraft der Elemente für die Seele

Selten gehen die heute propagierten Heilkonzepte der Elementelehre über die klimatischen oder kulinarischen Erwägungen hinaus, die wir eben kennengelernt haben. Sie können zwar ein Buch mit dem Titel »Kochen mit den 4[24] Elementen« kaufen, aber ob das ausreicht, vernünftig zu essen, müssen Sie selbst beurteilen. Gerade bei der Schilddrüse, diesem Hoffnungsorgan, diesem Lebensquell, ist es jedenfalls so, dass die seelischen Anteile wichtiger sind als organische Erwägungen. Ebenso wie die Seele über die Sinne stimuliert wird, mit denen wir mit unserer Umwelt in Kontakt treten, wird auch die Schilddrüse sehr stark von den Sinnen beeinflusst.

Wichtig: Seelische Anteile nicht vernachlässigen

Das gilt besonders für die kranke Schilddrüse. Sinnlichkeit, Erotik, starke Gefühle können uns aus hormoneller Lethargie reißen. Wo aber erreichen die Emotionen den Menschen, was sind ihre Angriffspunkte?

Die Sinnesempfindungen nach den Elementen
Laut Hippokrates (460–375 v. Chr.) teilen sich die vier Elemente dem Menschen wie folgt über seine Sinne mit:

Augen:	Feuer (warmtrocken),
Ohren:	Luft (warmfeucht),
Geschmack:	Wasser (kühlfeucht),
Tastsinn:	Erde (kühltrocken),
Geruchssinn:	Luft und Wasser (warm-/kühlfeucht).

Für Menschen mit Unterfunktion hilfreich: Stimulierung über Ohren und Geruch

Aus dieser Einteilung geht hervor, dass Menschen mit Unterfunktion eine Stimulierung über Ohren und Geruch finden müssen, das heißt über die Bereiche, die das »Sinnliche« vertreten, die Gefühle, die sich mit Musik, Worten und Düften erwecken lassen. Menschen mit Überfunktion sollten sich dagegen »erden«, das heißt den Tastsinn aktivieren, um das Übermaß an Emotionen zu lindern. Damit gemeint ist die Empfindung von Sonne, Wind und Temperaturen auf der Haut – also Aufenthalt im Freien ebenso wie enge Kleidung und das bewusste Berühren von Dingen, vor allem der Erde selbst beim Bauen oder Gärtnern.

– Hören stimuliert den »Unterfunktionstyp«
Je mehr Sie sich in dieses Denken einarbeiten, desto deutlicher merken Sie, dass sich jede Regung

menschlichen Lebens den vier Elementen zuordnen lässt. Nehmen Sie als Beispiel den Gesichtssinn, das Auge. Er wird durch das Sonnenlicht aktiviert, das nach der Elementelehre der Träger des Elementes Feuer ist – wie schon unsere Sprache zeigt, die dieses Phänomen vor allem mit Metaphern belegt hat, die auf die Hitze und Trockenheit dieses Elementes hinweisen. Lesen kann, wie wir es ausdrücken, eine Materie »erhellen«, zugleich aber erscheint uns Geschriebenes und Erdachtes schnell als »trocken«. Das »Feuer« der Erkenntnis kann zerstörerisch wirken, und »hitzige« Diskussionen nähren sich von der Macht der Gedanken. Menschen, die vom Element Feuer regiert werden, sind nüchterne, analytisch scharfe Menschen, ideenreich und von ätzendem Humor. Wenn man sie überzeugen will, kann man das nur, indem man ihren bevorzugten Sinn aktiviert, nämlich den Gesichtssinn, das Auge. Sie wollen Beweise sehen, bevor sie sich von etwas überzeugen lassen.

Menschen, die vom Element Feuer regiert werden, sind nüchterne, analytisch scharfe Menschen

Wenn Sie Ihrer Schilddrüse etwas Gutes tun wollen, werden Sie allerdings mit dieser »heißen« und »trockenen« Denkweise nur bedingt weiterkommen. Die Heilung der Schilddrüse erfordert, dass Sie vermehrt in das Element »Luft« eintauchen, das in der Wissenschaft keinen guten Ruf hat, denn die Schilddrüse braucht nach dem Prinzip der Elementelehre nicht nur »Wärme«, sondern auch »Feuchtigkeit« – also »Luft«. Sie entspricht im gedanklichen Bereich der Welt der »abgehobenen«, »verblasenen« Ideen von Menschen, die »mit beiden Beinen in der Luft« stehen, kurz gesagt: der Esoteriker. In der Welt der Gedanken hat es von Anfang an einen Wettstreit zwi-

Die Heilung der Schilddrüse erfordert, dass Sie vermehrt in das Element »Luft« eintauchen

schen diesen beiden Elementen gegeben, von denen schon Hildegard von Bingen meinte, als warme, dem Himmel zugewandte Kräfte seien beide notwendig, um zu Gott zu finden. Wo das »männliche« feurige Element die Wissenschaft schuf, war das »weibliche« luftige Denken für den Glauben verantwortlich. Letzteres wird nicht über das Auge, sondern über das Ohr aktiviert. Glaubensinhalte kann man nicht über sichtbare Beweise erfahren. Wir glauben, was wir hören, nicht, was wir sehen. Und warum? Weil es die Luft ist, die in Form von Schwingungen mit unserem Gehirn kommuniziert.

Wenn man Menschen begeistern will, muss man zu ihnen sprechen und ihnen keine Lesetafeln vorhalten. Oder man spielt Musik, die ihre Gefühle aufstachelt. Oder man nutzt den Klang der Sprache und die Kraft von Metaphern, um sie zu überzeugen. All das sind Wege, auf denen das Element Luft im Körper aktiviert wird – und das ist es, was wir bei »Unterfunktionstypen« wollen.

Empfehlung für Schilddrüsenkranke: viel singen!

In diesen Bereich spielt die Empfehlung der Schilddrüsen-Liga für Schilddrüsenkranke hinein, viel zu singen, und zwar eine Melodie auf dem Vokal »E«.[25] Dabei wird als Argument angeführt, dass die dabei entstehenden Schwingungen eine optimale Resonanz im Kehlkopfbereich finden und damit auch die Schilddrüse vibrieren lassen. Auf diese Weise sollen sich der Druck in der Kehle und die Heiserkeit, beides häufige Probleme bei Schilddrüsenvergrößerung, lindern lassen. Dergleichen physikalische Erklärungsmodelle werden gerade bei naturheilkundlichen Empfehlungen gerne eingesetzt, um auch Menschen zufriedenzustellen, die nur Informationen gelten lassen, die der Brennlupe ihres Verstandes standhalten. Andererseits ist die Seele des Menschen kein binäres System, das Computer am Laufen hält, und die Schilddrüse ist nicht nur Zuchtmeister des Stoffwechsels, sondern auch die Hüterin der Lebensessenz, jener Kraft, die uns als Menschen das Gefühl gibt, überhaupt leben zu wollen. Der erste Schritt ist also jener, prinzipiell mehr Gefühle aufkommen zu lassen, selbst wenn nicht jedes Gefühl dem Tageslicht standhalten kann. Licht und nüchterne Klarheit, das sagt schon der Hausverstand, sind nicht geeignet, Lebenslust zu schaffen. Gleiches sagt die Elementelehre.

– Erdung für den »Überfunktionstyp«

Anders steht es für einen »Überfunktionstyp«. Vielleicht hat er tatsächlich schon ein bisschen zu sehr abgehoben, steht mit beiden Beinen fest in der Luft, ist ein Träumer, lebt auf einer Wolke. Für ihn empfiehlt sich im seelischen Bereich alles, was man von den kalten Elementen Erde und Wasser kennt: Wasser steht für die Kraft des Aufbaus; Erde für Macht und Geld.

Für den »Überfunktionstyp« wichtig: ein fester Tagesablauf

Im Alltag bedeutet das, sich einer Routine zu stellen, auch wenn sie dröge ist, einen festen Tagesablauf abzuarbeiten und Demut zu zeigen. Aus dem Ballon der Aufgeblasenheit oder Überblasenheit muss Luft raus und man muss sich eingestehen, dass alles nicht so wichtig ist, wie man glaubt; dass man selbst nicht so bedeutend ist, wie man glauben möchte; und dass es letztlich nur auf die einfachen Dinge ankommt: kurz gesagt ein Rückzug aus allen Tätigkeiten, die man nur übernommen hat, weil man glaubt, dass nur zählt, was man für andere bedeutet. In Wirklichkeit ist es nämlich wichtiger, seinen Garten zu bestellen und wachsen zu lassen, egal, was andere darüber denken.

Die Emotionen nach den Elementen
Wenn wir die vorherrschende Emotion nach Elementen überprüfen, haben wir folgende Zuordnung:

Zorn:	Feuer,
Angst:	Luft,
Traurigkeit:	Wasser,
Gleichgültigkeit:	Erde.

Ein »Überfunktionstyp« erlebt ungekannte Ängste

Ein »Überfunktionstyp« erlebt ungekannte Ängste, und das auf rein organischer Basis, und kann mitunter ganz schön »ausrasten«. Dieser »Zorn« wird aber stark von Angst dominiert und kann sein vorwiegend luftiges Element nicht verleugnen.

Ein »Unterfunktionstyp« hat eher das Problem, zu wenig zu empfinden oder depressiv zu sein

Ein »Unterfunktionstyp« hat dagegen eher das Problem, zu wenig zu empfinden oder depressiv zu sein. Bei ihm ist die Niedergeschlagenheit nichts, das sich mit Tränen lösen lässt. Diese Eigentümlichkeit des Menschen, durch Wasserausscheidung Traurigkeit abzubauen, weist ja sehr stark darauf hin, dass hier das Element »Wasser« mit im Spiel ist. Vorwiegend aber leidet der »Unterfunktionstyp« unter der Fühllosigkeit der »Erde«. Er ist tot vor dem wirklichen Tod. Mythologisch weist dieser Zustand auf das Totenreich hin, einen Ort, dem schon die Griechen bestimmte Heilpflanzen zugeordnet haben, die wir nun auch beim »Unterfunktionstyp« einsetzen werden.

– Heilpflanzen für den »Unterfunktionstyp«

Heilpflanzen für den »Unterfunktionstyp«

Johanniskraut

Johanniskraut (*Hypericum perforatum*): Der Name dieser Pflanze leitet sich von Hyperion ab, jenem griechischen Titan und Vater des Sonnengottes und der Göttin der Morgenröte, den man auch den »Lichtbringer« nennt. Johanniskraut ist für die Behandlung von Depressionen in der dunklen Jahreszeit wissenschaftlich anerkannt. Es erhöht die Lichtempfindlichkeit der Haut und erleichtert somit das Einströmen von Licht in den Körper des Menschen.

»Unterfunktionstypen« sollten also täglich 3 Tassen Johanniskrauttee trinken, und zwar jeweils 1 Teelöffel Kraut auf eine Tasse heißes Wasser, 10 Minuten ziehen lassen. Dadurch wird sich nicht nur die schlechte Stimmungslage verbessern, sondern es ist auch zu hoffen, dass die Schilddrüse dabei aktiviert wird.

Baldrian

Baldrian: Diese Pflanze ist nach dem germanischen Gott Baldur benannt, der das Licht vertritt. Baldrian wird heutzutage in Form von Tabletten oder als Tee angewendet, um das Einschlafen zu fördern und Menschen zu beruhigen. Häufig berichten Anwender aber von einer »paradoxen« Wirkung, nämlich dass sie nach der Einnahme aufgedreht sind und gar nicht mehr schlafen können.

Die rosig weißen Blüten der Pflanze sprechen schon dafür, dass sie das luftige Element im Körper verstärken kann. Nach meiner Erfahrung ist Baldriantee sehr gut geeignet für den »Unterfunktionstyp«. Am besten wirkt der Kaltansatz. Dabei gibt man 3 Esslöffel Tee auf 1 Liter Wasser, lässt den Ansatz über Nacht ziehen, wärmt ihn am folgenden Morgen auf und füllt ihn in eine Thermoskanne, um ihn über den Tag verteilt schluckweise zu trinken.

Granatapfel

Granatapfel (*Punica granatum*): In der Bibel galt er als Symbol für die Schönheit einer Frau und in der griechischen Mythologie ist er jene formschöne Frucht, die Persephone das Leben an der Seite des Todesgottes erträglich machte, ein Fruchtbarkeitssymbol. Granatapfel enthält bis zu 40% Ellagsäure, die in Tierversuchen ihre Wirksamkeit gegen Krebs erwiesen hat, jene Erkrankung, die nach der Elementelehre ein Übermaß an Erde darstellt. Außerdem ist er ein Energielieferant, enthält viele Vitamine, Eisen und andere Spurenelemente. Die roten Körner schmecken würzig und erfrischend im Fruchtsalat und verleihen dem »Tequila Sunrise« seinen fruchtigen Geschmack. Führen Sie Granatapfelkerne als Obst in Ihre Kost ein.

Heilpflanzen für den »Überfunktionstyp«

– Heilpflanzen für den »Überfunktionstyp«

Mistel

Mistel: Aus dem germanisch-keltischen Kulturkreis kommt diese Pflanze, die von Heilpraktikern oft erfolgreich zur Blutdrucksenkung oder bei Herzrhythmusstörungen eingesetzt wird. Wenn auch bislang keine handfesten Daten über die Wirksamkeit dieser Pflanze vorliegen, gibt es doch Indizien dafür, dass unsere Vorfahren die Mistel zur Behandlung von Schilddrüsenüberfunktion eingesetzt haben: Denn wenn man wie die Alten aus der Form und der Eigenart einer Pflanze auf ihre medizinischen Eigenschaften schließt, hat man bei der Mistel schnell das Gefühl, fündig zu werden.
Die weiße Farbe ihrer Beeren ist ebenso ein Anzei-

chen, dass man einen Überschuss an dem Element »Luft« damit behandeln kann, wie die Tatsache, dass Misteln wie Parasiten auf Bäumen sitzen und mit ihren Wurzeln deren »Blutbahnen« anzapfen, fast so, als würden sie eine Aderlasstherapie durchführen. So wie die Mistel den Lebenssaft des Baums für ihre eigenen Zwecke mindert, kann sie auch das im Lebenssaft Blut gespeicherte Element Luft im Körper reduzieren. Auch im seelischen Bereich passt die traditionelle Verwendung des Mistelzweigs zum Thema. Unter ihm sollen sich der Überlieferung zufolge zu Weihnachten, dem wichtigsten Familienfest, Verliebte küssen, ein Symbol für Sicherheit und Aufgehobensein in den Armen des Anderen, aber auch in der Familie. Das ist genau die Emotion, die jemand mit Überfunktion braucht.

Misteltee zubereiten

Misteltee wird wie folgt zubereitet: Nehmen Sie die Zweigspitzen, trocknen sie und zerschneiden sie in kleine Stücke. 2 gehäufte Teelöffel davon mit 250 ml kaltem Wasser übergießen, 10 Stunden ziehen lassen, abseihen. Morgens und abends je eine Tasse Tee anwärmen und trinken.

Frauenmantel: Ebenfalls einer alten Tradition entstammt die Verwendung dieser großblättrigen Pflanze, die zahlreiche Namen, darunter auch Marienmantel, trägt und als Symbol der Weiblichkeit schlechthin gilt. Der Grund dafür ist ihre ungewöhnliche Fähigkeit, Tropfen auf ihren Blättern zu bilden, die wie Tautropfen wirken, aber aus der Pflanze selbst entstehen. Sie zieht das Wasser aus dem Boden und scheint es nach oben als Geschenk an den Himmel abgeben zu wollen. Unsere Vorfahren haben darin einerseits Tränen gesehen, die die Pflanze aus Mitleid weint, andererseits eine Entsprechung der Muttermilch.

Frauenmantel

Der Frauenmantel hat also der Elementelehre zufolge die Fähigkeit, das Element »Wasser« zu verstärken, das heißt, er wirkt kühlend und befeuchtend. Frauenmanteltee wird bei allen hormonellen Störungen der Frau benutzt, vor allem während der Menstruation und in der Schwangerschaft. Er soll aber auch, auf die Brust oder den Schambereich gelegt, diese wieder straffer und jünger werden lassen. Bei wissenschaftlichen Untersuchungen hat man keine Erklärung für die Wirkweise gefunden, doch viele Frauen berichten von der Wirksamkeit des Frauenmanteltees, der offenbar die Verwertung der Östrogene im Körper verbessert und dadurch die überaktive Schilddrüse entlastet.

Frauenmanteltee wird wie folgt zubereitet: 2 Teelöffel Frauenmantelkraut mit 250 ml heißem Wasser überbrühen, 10 Minuten ziehen lassen, abseihen, 3 Tassen täglich trinken.

Maiglöckchen

Maiglöckchen: Vor einigen Jahren berichtete ein Forscherteam, dass die Eizelle der Frau einen Duftstoff absondert, der dem des Maiglöckchens vergleichbar ist. Spermien, die darauf reagieren, haben eine höhere Wahrscheinlichkeit als andere, die Eizelle zu befruchten.

Diese Entdeckung ist insofern sensationell zu nennen, als das Maiglöckchen bei den Germanen und Kelten trotz seiner Giftigkeit als Symbol der Weiblichkeit und Fruchtbarkeit galt und deshalb Jungfrauen zum Maienfest nicht nur weiße Gewänder trugen, sondern auch mit Maiglöckchen geschmückt waren. Chemisch gesehen ist Maiglöckchen gefährlich, weil es herzwirksame Glykoside enthält. Diese können zwar in richtiger Dosierung das Herz kräftigen, doch schon bei geringer Überdosierung Herzstillstand verursachen.

In der Aromatherapie aber ist Maiglöckchenduft bestens geeignet, Menschen mit Schilddrüsenüberfunktion zu helfen. Auch als natürliches Parfüm schenkt es Selbstvertrauen und kann über eine Entlastung des hormonellen Regelkreises beruhigend auf die Seele wirken.

Mythologie der Schilddrüse

Die Schilddrüse heilen, das heißt auch, »weibliches« Denken anwenden, Intuition

Mit den gerade besprochenen Mitteln haben wir schon einen großen Schritt in Richtung Esoterik unternommen – und das ist ja nicht unbedingt schlecht, wie wir aus der Elementelehre erfahren haben. Die Schilddrüse heilen, das heißt auch, »weibliches« Denken anwenden, Intuition, »Bauchgefühle«, Glaubensinhalte. Es gibt genügend Hinweise von wissenschaftlicher Seite dafür, dass man sich hier auf eine gute Spur begibt. Bevor wir also im nächsten Kapitel auf die Ebene des Körpers zurückkehren, wollen wir an dieser Stelle die mythologische Bedeutung der Schilddrüse beleuchten und einmal nachdenken über den Zusammenhang zwischen der Leben spendenden Kraft dieser Hormondrüse, die dem weiblichen Prinzip an sich entspricht, und der Tatsache, dass Schilddrüsenerkrankungen zum Großteil bei Frauen auftreten. Jede vierte Frau ist schilddrüsenkrank, aber nur jeder 20. Mann.[26] Sie ist also ein weibliches Organ außerhalb der Fortpflanzungsorgane (die sie übrigens nicht ungeschoren lässt: Jede Schilddrüsenkranke hat auch Zyklusstörungen), und sie steht auch symbolisch für das Leben an sich, denn sie ist der Lebensquell für den Körper. Was aber aus dem spirituellen Bereich hat für die Schilddrüse Bedeutung?

Was aus dem spirituellen Bereich hat für die Schilddrüse Bedeutung?

Es ist in diesem Zusammenhang interessant, dass Jod im Wesentlichen am Rand der Ozeane vorkommt und in manchen Algen stark angereichert wird. Die rötliche, etwas ins Orange spielende Farbe von Jod und die Tatsache, dass der Blasentang *Fucus vesiculosus*, der im Altertum und im Mittelalter eine wichtige Arznei für Menschen mit Schilddrüsenunterfunktion war, an europäischen Küsten in der Meeresbrandung vorkommt, lässt uns an die Liebesgöttin denken, die schaumgeborene Venus, sie selbst eine Meeresfrucht, die zur Morgenröte den Wellen entsteigt. Bei den Griechen heißt sie Aphrodite und ist das Urbild der sinnlichen, verführerischen Schönheit, ein Gegenmodell zur nüchtern-klaren Pallas Athene, der Gottesmutter Hera oder der Erdmutter Gaia. Wenn den Griechen oder Römern das Jod bekannt gewesen wäre, hätten sie es sicherlich als Element der Liebe, der Jugend und der Anmut gefeiert, denn Jod ist im Körper genau dafür verantwortlich, dass wir diese Eigenschaften entwickeln können. Es wärmt, es befeuchtet, es fördert das Wachstum und macht uns – unterstützt von den Geschlechtshormonen, die wie Kinder der Schilddrüse ihre Wirkung nur entfalten können, wenn sie selbst funktioniert – ebenso sinnlich wie verführerisch.

Aphrodite wurde von Uranos gezeugt, dem Himmel, dem ersten Sohn der Erdgöttin Gaia. Ihm wurden die Geschlechtsteile abgeschnitten und in die Meeresfluten geworfen, die von seinem Samen befruchtet wurden. Der Himmel vertritt das Element »Luft« und das Meer das Element »Wasser«; das Ergebnis ist Schaum, Luftblasen aus Feuchtigkeit und Wärme im Wasser, die nach oben steigen und im Bild der Aphrodite oder Venus zutage treten. Schon dieser Mythos zeigt uns, dass es bei Schilddrüsenerkrankungen um eine besondere Form der Weiblichkeit gehen soll, nämlich um Schönheit und Sinnlichkeit.

Zusammenhang zwischen Weiblichkeit und Schilddrüse

Den Zusammenhang zwischen Weiblichkeit und Schilddrüse erkennen wir auch daran, dass man das emotionale Überreagieren, das man heute bei Menschen mit Schilddrüsenüberfunktion erlebt, früher als »Hysterie« bezeichnete, also eine Krankheit der Hysterix (= Gebärmutter). Genauso wie eine Frau mit Unterfunktion zunehmend unbeteiligt, fast leblos, »unweiblich« wirkt, verstärkt eine Überfunktion den emotionalen Ausdruck einer Frau bis zu einem Zustand, der im angloamerikanischen Raum als »larger than life« bezeichnet wird, ein im traditionellen Rollenverständnis »weiblicher«, jedenfalls aber mit starker Schilddrüsenaktivität einhergehender Charakterzug des lautstarken Ausagierens von Gefühlen.

Auf der Suche nach unseren mythologischen Wurzeln stoßen wir in einem anderen Kulturkreis, nämlich dem der bei uns einst ansässigen Kelten, auf die drei Beten: Schicksalsfrauen, von denen man heute vermutet, dass sie in einer vorchristlichen europäischen Kultur zu den Hauptgottheiten gehörten. Das Wort Gebet soll aus dieser Wurzel stammen. Die Beten hießen Ambet, Borbet und Wilbet. Bekannt geworden sind sie vielfach auch unter dem Begriff der drei Parzen oder drei Nornen. Borbet mit dem Turm ist als Sonnengöttin Schöpferin allen Lebens. Ambet wird als junge Frau und Gottesmutter mit dem schwarzen Drachen dargestellt und ist also die Erdmutter, jene Kraft, durch die Kinder heranwachsen können. Wilbet als Mondfrau ist die Quelle der Sinnlichkeit und trägt das Rad. In dem Merkspruch: Barbara mit dem Turm, Margarete mit dem Wurm, Katharina mit dem »Radl«, das sind die heiligen drei Madl wurden die drei Beten christlich verballhornt. Dabei steht der Turm für den Glauben, der Wurm für die Hoffnung und das »Radl« für die Liebe: die drei christlichen Kardinaltugenden, die einiges verschleiern, denn im Christentum kann nur Gott Leben schaffen, worauf der Glaube hinweist; die Sonne scheint nur als Symbol der Hoffnung auf das Himmelreich; und das Rad des Vergehens und Entstehens wird nur von Gottes Liebe in Schwung gehalten. Frauen stehen für Kinder, Küche, Kirche – so heißt dieser Dreiklang verkürzt und wenig zufrieden stellend im Alltag. Mit ihm ging schon viel des ursprünglichen Sinngehaltes verloren.

Im keltischen Kulturkreis hatten die drei Beten, die Schicksalsfrauen, eine besondere Bedeutung

Die heidnischen Auslegungen bringen uns dagegen weiter: Frauen bringen das Leben hervor und sind dazu da, es zu erhalten, zu nähren und zu pflegen, bis es selbstständig geworden ist. Daraus müssen wir schließen, dass die Schilddrüsenüberfunktion sehr stark mit einer Überforderung im Bereich der Müt-

Schilddrüsen-überfunktion: Überforderung im Bereich des Mütterlichen, Unterfunktion: Brachliegen derselben

terlichkeit zusammenhängt, während die Unterfunktion ein Brachliegen derselben bedeutet.

Gegengifte erkennt man aus den Symbolen des Turms, des Wurms und des Rades aber ebenfalls: Der Turm steht nicht nur für die Sicherheit, die der Glaube gibt, sondern auch für den Schutz, den man vom Partner und der Gesellschaft erhält. Interessanterweise kann die Schilddrüse über das Hormon Calcitonin Kalzium in Knochen und in Gewebe einbauen und diese somit härter werden lassen, so als baue man sich damit einen Turm. Der Wurm ist das Symbol der Schlange oder des Drachen, also der urwüchsigen Kraft der Erde, der Naturgewalt des Gefühls, die ausbricht und alle Strukturen zerstört. Im Alltag könnte das bedeuten: Musik, Tanz, gelebte Freude. Das Rad steht für den hormonellen Regelkreis schlechthin, der bei der Frau ungleich wichtiger ist als beim Mann, wie man an der Monatsblutung erkennt. Therapeutisch ist hier eine Alltagsstruktur wichtig, die auf dergleichen Biorhythmen Rücksicht nimmt. Es muss, wie es in der Bibel heißt, für alles seine festgelegte Zeit geben: für Ruhe und Aktivität, für Sport, Spaß und Spiel ebenso wie für Pflichten. Wird dieser Lebensquell, symbolisiert im Bild der drei Jungfrauen, im Alltag beschnitten, belastet das die Schilddrüse, regt sie zur Mehrfunktion an und kann sie langfristig mit zunehmender Schwere erkranken lassen.

Weitere Heilverfahren

Manuelle Therapien

Es wird Sie an dieser Stelle vielleicht etwas verwundern, dass man mit Manipulationsversuchen an der Wirbelsäule hilfreich auf Schilddrüsenerkrankungen einwirken können soll. Tatsächlich aber ist es so, dass eine Verkrampfung der Nackenmuskulatur nachweislich zu Durchblutungsstörungen in angrenzenden Bereichen führt, ein Krankheitsreiz, da dann ja auch der Lymphabfluss gestört ist und sich Stoffwechselschlacken in der Schilddrüse ansammeln können.

Mit Manipulationsversuchen an der Wirbelsäule hilfreich auf Schilddrüsenerkrankungen einwirken

Die Frage ist hier, was man dagegen tun kann. Soll man vom Orthopäden oder Chiropraktiker mit einem beherzten Knacksen die Wirbel lockern lassen? Hier gibt es in den letzten Jahren zunehmende Hinweise, dass es dabei doch zu häufig zu Gefäßverletzungen mit der Gefahr eines Schlaganfalls kommen kann.

Besser geeignet sind sanfte Verfahren wie die Dornmethode, bei der man durch Druck auf den Dornfortsatz Verschiebungen der Halswirbel entgegenwirken kann. Auch die Osteopathie hat hier vielfach Gutes geleistet. Und jeder Masseur beherrscht die Technik, einfach sanft am Schädel zu ziehen und damit die Nackenmuskulatur leicht zu dehnen und zu entspannen. Denken Sie bei Schilddrüsenkrankheiten an diese Möglichkeit, gerade bei auffallenden Verkrampfungen der Nackenmuskulatur auch günstig auf die Halsorgane einzuwirken.

Besonders geeignet: sanfte Verfahren wie die Dornmethode

Neuraltherapie

Unter diesem Begriff versteht man heute vorwiegend das Quaddeln. Dabei wird Kochsalzlösung, ein homöopathisches Mischpräparat oder ein Lokalanästhetikum wie Procain oder Lidocain direkt in die oberste Schicht der Haut gespritzt. Man kann über der Schilddrüse Quaddeln ansetzen in der Hoffnung, damit reflektorisch über die Nervenbahnen, die sowohl die Haut als auch das Schilddrüsengewebe versorgen, eine beruhigende Wirkung auszuüben. Meist wird die Neuraltherapie bei der Behandlung von Schmerzen eingesetzt. Aber auch bei Schilddrüsenüberfunktion wird manchmal von verbesserten Krankheitsverläufen berichtet. Auch in meiner Praxis habe ich manche Beschwerden eines »Überfunktionstyps« in Minutenschnelle lindern können. Dabei habe ich Procain durch die Haut in unmittelbare Nähe der Schilddrüsenkapsel gespritzt, und zwar in die Nähe beider Schilddrüsenlappen. Dieses Verfahren wurde von den Gebrüdern Huneke vor einem halben Jahrhundert entwickelt.

Neuraltherapie bei Schilddrüsenüberfunktion

Manche Therapeuten haben Procain direkt in die Schilddrüse gespritzt, gerade um »heiße« Knoten damit zu beeinflussen. Das Problem dabei: Wenn Sie die Schilddrüsenkapsel durchstechen und etwas hineinspritzen, erhöht sich der Druck in der Schilddrüse mitunter so stark, dass die Kapsel platzen oder Schilddrüsengewebe zerstört werden kann. Ich halte dieses Verfahren deshalb für nicht ratsam.

Insgesamt kann man als »Überfunktionstyp« daran denken, es mit fünf oder zehn Injektionen im Abstand von jeweils einer Woche zu versuchen. Manche Patienten wurden dadurch geheilt.

Ernsthafte Erkrankungen der Schilddrüse – Das Minimalprogramm für Medizinskeptiker

In diesem Teil des Buchs soll es um ernsthafte Schilddrüsenkrankheiten gehen. Was ist damit gemeint? Es geht hier sowohl um Erkrankungen, die sich so weit verschlechtern können, dass sie den Tod des Patienten zur Folge haben, als auch um unwiderrufliche Veränderungen der Schilddrüse mit dem Risiko, dass diese über kurz oder lang ihre Funktionsfähigkeit einbüßt. Es mischen sich hier also harmlose mit gefährlichen Krankheiten, denen aber allen gemeinsam ist, dass man bei ihnen erfahrungsgemäß mit Naturheilkunde nur wenig Erfolg haben wird.

Krankheiten, bei denen man mit Naturheilkunde nur wenig Erfolg haben wird

Bevor wir die Krankheiten im Einzelnen besprechen, möchte ich jedoch zuerst auf den gegenwärtigen Stand der Schulmedizin eingehen. Dieser ist wenig dazu angetan, den Menschen Hoffnung zu machen, denn hier gehen (wie in vielen anderen Bereichen der Medizin auch) handfeste wirtschaftliche Interessen und der Mangel an wirklich effektiven Arzneien eine unheilige Allianz ein.

Im Jahr 2001 war Levothyroxin das in Deutschland am häufigsten verordnete apothekenpflichtige Arzneimittel.[27] Im Jahr 2002 gab es eine »Aufklärungskampagne« der Initiative Papillon, bei der u. a. die Schilddrüsen der deutschen Bundestagsabgeordneten untersucht wurden. »Papillon« wurde von der Fir-

Lobbyarbeit im medizinisch-industriellen Bereich

ma Henning/Synthelabo, Hersteller des Schilddrüsenpräparates Levothyroxin Henning, ins Leben gerufen und von Fachgesellschaften von Endokrinologen und Nuklearmedizinern, die mit der Behandlung der Schilddrüse ihren Lebensunterhalt verdienen, durchgeführt.[28] Das Ergebnis: Nach Ansicht der Untersucher hatte ein Fünftel der Parlamentarier eine vergrößerte Schilddrüse, knapp ein Drittel Schilddrüsenknoten.[29] Den Politikern war ihre Erkrankung nicht bewusst gewesen. Offenbar hatten sie auch keine Beschwerden. Nun aber erfuhren sie von einem bedenklichen Notstand und erhielten die Empfehlung, unter anderem Produkte der Firma Henning/Synthelabo regelmäßig und lebenslang einzunehmen, um wieder gesund zu werden.
Im Jahr 2003 wurde in Berlin der Arzneiverordnungsreport 2002 vorgestellt. Das Ergebnis: Die Ausgaben für Fertigarzneimittel in Deutschland waren um 6,5% auf insgesamt 22,7 Milliarden Euro im Jahr gestiegen. Das ist etwa ein Hundertstel (!) des Bruttosozialproduktes des Exportweltmeisters Deutschland und mehr, als kleinere Länder im Jahr erwirtschaften.

Diese knappen Informationen zeigen Ihnen, wie erfolgreiche Lobbyarbeit im medizinisch-industriellen Bereich aussieht und wie gut es Pharmaherstellern gelingt, Menschen einzureden, dass sie krank seien und dringend ein Hormon schlucken sollten, das tatsächlich nur einer Minderheit von ihnen fehlt – und das die meisten von ihnen problemlos selbst in ausreichender Menge bilden könnten. Dabei schreckt die Industrie nicht davor zurück, politischen Entscheidungsträgern auf die Pelle zu rücken, um letztlich politische Entscheidungen zu beeinflussen, mit deren Hilfe der sowieso nicht schlecht laufende Wirtschaftszweig Schilddrüsenhormonherstellung noch weiter ausgebaut werden kann – und das bis zu dem Tag, an dem ein Großteil der Deutschen ein Hormon zu sich nimmt, das es gar nicht braucht.

Industrie sorgt für Ausbau der Schilddrüsenhormonherstellung – obwohl ein Großteil der Deutschen ein Hormon zu sich nimmt, das es gar nicht braucht

Wir werden im Laufe dieses Kapitels nicht weiter auf diese Praxis eingehen, sondern uns Krankheiten zuwenden, die wirklich problematisch sind, weil sie die Lebensfreude oder sogar das Leben selbst zerstören. Es handelt sich dabei um eine Art medizinisches Minimalprogramm für Medizinskeptiker auf der Basis der evidenzbasierten Medizin, deren Ziel es ist, Therapien nur durchzuführen, wenn ihre Nützlichkeit wissenschaftlich eindeutig bewiesen ist. Zu diesem Zweck werden wir in diesem Kapitel auch wieder Fußnoten verwenden, damit Sie die darin getätigten Aussagen auf Wunsch selbst nachprüfen können.

Jodmangelkropf

Symptome und Verlauf

Auf dem Weg zu einer vernünftigen Medizin dürfen wir den sogenannten »Kropf« nicht vergessen, eine Vergrößerung der Schilddrüse meist aufgrund einer unzureichenden Jodzufuhr. Wer zu wenig Jod bekommt, wird krank. Anfangs sieht man eine kleine Schwellung am Hals, dann hat man einen Blähhals, und zuletzt kann der Kopf so groß werden wie damals vor Hunderten von Jahren in der Steiermark, als Besucher dieses schönen Landes sich über die Angewohnheit junger Mütter wunderten, sich ihre Kröpfe vor dem Stillen ihrer Kinder über die Schulter auf den Rücken zu werfen, um davon nicht behindert zu werden.

Ein Kropf kann die Atemwege einengen

Von diesem Schönheitsmakel abgesehen kann ein Kropf auch die Luftröhre derartig umwachsen, dass die Atemwege eingeengt werden. Langfristig führt das zu chronischer Luftnot mit der Gefahr der Erstickung. Damit einher gehen alle Beschwerden des »Unterfunktionstyps«. Und tatsächlich droht das Abrutschen in eine mehr oder minder ausgeprägte Unterfunktion mit allen anderen Risiken, die diese so oft übersehene und unterschätzte Krankheit gerade dadurch, dass sie die Widerstandskraft des Körpers mindert, mit sich bringt. Hier kann schon eine Rhythmusstörung, die sonst ohne Probleme verkraftet würde, in einen Schockzustand mit Lebensgefahr münden.[30]

Kommen diese Menschen aus irgendeinem anderen Grund ins Krankenhaus, drohen ihnen dort große Gefahren, denn Patienten mit Unterfunktion reagieren ungewöhnlich stark auf Beruhigungsmittel und Schmerzmittel, verkraften Infektionen oder Stresssituationen schlecht und können bei großer Belastung einen Atemstillstand erleiden oder in das lebensbedrohliche Myxödem-Koma abrutschen.[31]

Leider wird an eine Schilddrüsenunterfunktion nur selten gedacht

Leider wird an eine Schilddrüsenunterfunktion nur selten gedacht, ein großer Teil dieser Patienten wird irrtümlich als depressiv eingestuft und oft nur mit Antidepressiva behandelt.[32] Aus dieser Sicht ist es nur positiv, wenn ein großer Jodmangelkropf auf den

Missstand aufmerksam macht. Je größer dieser allerdings geworden ist, desto stärker wächst auch das Risiko, dass nur mehr eine Operation helfen kann. Das Problem dabei ist die Gefahr, dass der an der Schilddrüse vorbeiführende Nervus recurrens verletzt wird, der den Kehlkopf versorgt. Aus diesem Grund klagen bis zu 10% der Patienten nach einer Schilddrüsenoperation bei großem Kropf über Heiserkeit oder Stimmlosigkeit, die sich oft auch nicht mehr zurückbildet.

Ursachen und Diagnostik

Diagnostik, wenn Sie bereits einen sichtbaren Kropf haben

Wie ist es nun mit der Diagnostik, wenn Sie bereits einen sichtbaren Kropf haben und dagegen etwas tun wollen? Hier wäre das Minimalprogramm einer Abklärung die Ultraschalluntersuchung, die Bestimmung des TSH und die Frage, ob der Kropf auch ausnahmsweise durch eine Jodvergiftung oder durch Kropfbildner in der Nahrung oder in Medikamenten entstanden sein könnte. Zu einer Jodvergiftung können manche asiatischen Algengerichte (die besonders jodhaltigen Algen sind in Europa mittlerweile verboten) führen, aber auch die häufige Anwendung von Jodtinktur bei Haut- oder Schleimhautproblemen sowie häufige Röntgenkontrastmitteluntersuchungen mit jodhaltigen Inhaltsstoffen.

Auch an eine Jodvergiftung, an Kropfbildner in der Nahrung oder in Medikamenten denken

Überlegen Sie auch, ob Sie vielleicht mit der Nahrung oder dem Trinkwasser Kropfauslöser zu sich nehmen. Hier ist vor allem Trinkwasser mit hohem Nitratgehalt zu nennen, ein Problem vor allem im nordwestlichen Raum Deutschlands.[33] Ebenfalls als gefährlich gilt hoher Kalzium- und Chromgehalt im

Wasser. Aber auch Vegetarier, die reichlich Sojaprodukte zu sich nehmen, können einen Kropf entwickeln. Natürliche Kropfbildner sind zudem in Kohlarten und Weißklee enthalten. Unter den Medikamenten führen folgende zur Vergrößerung der Schilddrüse: Methimazol, Perchlorat und Methylthiouracil (sogenannte Thyreostatika gegen Schilddrüsenüberfunktion), Salicylate (Aspirin und einige Mittel gegen Colitis ulcerosa), Phenylbutazon (ein weiteres Schmerzmittel), Sulfonamide (eingesetzt bei bakteriellen Entzündungen) und Lithium (heute noch verwendet bei manisch-depressivem Zustandsbild).

Medikamente, die die Schilddrüse vergrößern können

Seltene Ursachen für einen Jodmangelkropf sind auch Perioden mit gesteigertem Hormonbedarf, wie Pubertät, Schwangerschaft und Stillzeit, oder Nierenerkrankungen mit Jodverlust.

Schulmedizinische Therapie

Nützlichkeit des Hormons Levothyroxin?

Bislang hat sich kein Wissenschaftler die Mühe gemacht, die Nützlichkeit der Behandlung mit dem Hormon Levothyroxin bei Schilddrüsenunterfunktion in einer groß angelegten, strengen Kriterien standhaltenden Studie zu beweisen.[34] Dennoch sind sich alle Fachleute einig, dass die Therapie mit Schilddrüsenhormon effektiv ist. Es wäre interessant, zu sehen, ob die vermehrte Verwendung von Jodsalz das Problem ebenso wirksam, aber ungleich preisgünstiger beheben könnte. Leider gibt es hierzu nur kleinere Studien, die die Nützlichkeit von Jodsalz aber nahe legen.

Wenn Menschen heute das Wort Hormongabe

hören, fürchten sie daran vor allem die sich abzeichnende Abhängigkeit davon. Tatsächlich ist es so, dass die eigene Schilddrüse weniger arbeitet, wenn Sie das Schilddrüsenhormon in Tablettenform einnehmen. Nach meiner Erfahrung ist das Absetzen von Levothyroxin aber nicht so problematisch, wie man vermuten könnte. Nach einer kurzen Anpassungsreaktion ist die Schilddrüse durchaus wieder fähig, ihre Eigenproduktion hochzufahren.

Schilddrüsenhormon richtig dosieren

Eine zweite Sorge betrifft die Frage der Überdosierung. Natürlich ist auch Schilddrüsenhormon in zu hoher Dosierung ein Gift. In der Fachliteratur wird der Fall eines dreijährigen Jungen geschildert, der 41 Tabletten mit einer Inhaltsmenge von 88 Mikrogramm Levothyroxin schluckte, also etwa die 50-fache Normaldosis. Am folgenden Tag bekam er Durchfall, Herzklopfen und erhöhte Muskelanspannung, zwei Tage später erlitt er einen epileptischen Krampfanfall. Danach bildeten sich alle Beschwerden wieder zurück.[35] Eine ähnliche Situation finden Sie bei Menschen, die bereits eine deutliche Unterfunktion entwickelt haben. Die Gabe einer normalen Tagesdosis wird mit heftigen Beschwerden einhergehen, weshalb man nur langsam auf die Zieldosis von 150 bis 200 Mikrogramm aufdosieren wird. Dagegen kann man bei jemand mit Jodmangelkropf, der noch normale Schilddrüsenwerte hat, durchaus gleich mit 100 Mikrogramm beginnen und dann in 2-Wochen-Abständen in 50-Mikrogramm-Schritten auf die Zieldosis kommen, die im Einzelfall auch deutlich höher als 200 Mikrogramm liegen kann. In einem Fall in meiner Praxis wurde erst mit 500 Mikrogramm eine Wirkung erzielt.

Wer schon einen deutlichen Kropf hat, sollte Schilddrüsenhormon nehmen

Wer schon einen deutlichen Kropf hat – und dabei sollten meiner Ansicht nach nicht Ultraschallmessungen zur Bestimmung dienen, bei denen der Computer irgendetwas ausrechnet, sondern die sichtbare Größe am Hals –, ist auch aus meiner Sicht gut beraten, Schilddrüsenhormon zu nehmen, und zwar in einer Dosis, bei der das TSH auf nicht mehr messbare Werte abfällt, denn dann ist davon auszugehen, dass die Schilddrüse keinen Wachstumsimpuls mehr bekommt. Man beginnt mit 50 Mikrogramm Levothyroxin, steigert dann in 25-Mikrogramm-Schritten alle zwei Wochen und misst bei jedem Arztbesuch das TSH. Sobald die TSH-Ausschüttung supprimiert, also unterdrückt ist, hat man die Dosis erreicht, die dann über einen längeren Zeitraum beibehalten werden muss.

Naturheilkunde

Wenn bereits ein sehr großer Kropf besteht, haben die Maßnahmen, die wir in Kapitel 3 für den »Unterfunktionstyp« empfehlen, nur noch untergeordnete Bedeutung. Sie sollten aber dennoch durchgeführt werden, um den Boden für eine langfristige Verbesserung zu bereiten. Das Wachstum der Schilddrüse sollte aber so schnell wie möglich gebremst werden, indem man über einen Zeitraum von einigen Monaten mit Levothyroxin behandelt wie oben beschrieben.

Autonomes Adenom

Ursachen und Verlauf

Unter Schilddrüsenautonomie versteht man einen Zustand, in dem manche Schilddrüsenzellen aus dem Regelkreis mit TSH (Thyreotropin) und TRH (Thyreotropin-freisetzendes Hormon) ausscheren und nach eigenem Gutdünken Schilddrüsenhormone bilden. Dabei können sie Knoten bilden, die man dann »autonomes Adenom« nennt. Die Folge ist, dass der Rest der Schilddrüse durch den Rückgang des TSH-Spiegels in eine Art Winterschlaf verfällt und bald das autonome Adenom allein den größten Teil der Schilddrüsenhormonproduktion übernimmt.

Gefährlich bei Schilddrüsenautonomie: Je mehr Jod der Körper bekommt, desto mehr Hormon wird produziert

Das Gefährliche daran: die »Revoluzzerzellen« unterliegen nicht dem sogenannten Wolff-Chaikoff-Effekt, der dafür garantiert, dass bei hoher Jodbelastung des Körpers die Aufnahme in die Schilddrüse und die Umwandlung in Hormon blockiert wird. Ganz im Gegenteil: Je mehr Jod der Körper bekommt, desto mehr Hormon wird produziert. Das kann fatal sein, wenn aufgrund irgendeiner anderen Erkrankung z. B. eine Computertomografie mit Kontrastmittel durchgeführt wird. In kürzester Zeit wird dabei der Körper mit einem Vieltausendfachen der normalen Tagesmenge an Jod überschwemmt. Die Folge ist eine Überfunktion, die in einer »thyreotoxischen Krise« mündet mit hohem Fieber, Herzrasen mit Vorhofflimmern, Durchfall, Erbrechen, Muskelschwäche, Hautrötung, Schweißausbrüchen, Unruhe und Delirium. Unbehandelt kann diese Krise sogar zum Koma mit Kreislaufversagen und Tod führen.

Schulmedizinische Therapie

Die Behandlung des autonomen Adenoms ist relativ einfach. Es kann durch eine Operation ausgeschält und entfernt oder durch eine Radiojodtherapie verstrahlt werden. In manchen Fällen gelingt auch die Heilung durch Injektionen mit Alkohol.

Über einen längeren Zeitraum unbehandelt, führt ein autonomes Adenom in der Regel zu dauerhaftem Vorhofflimmern

Über einen längeren Zeitraum unbehandelt, führt ein autonomes Adenom in der Regel zu dauerhaftem Vorhofflimmern, einer lästigen Herzrhythmusstörung, die lebenslang mit Medikamenten in Schach gehalten werden muss, selbst nach erfolgreicher Behandlung des Adenoms selbst. Um diesen Spätschaden zu vermeiden, sollten Sie bei Verdacht auf Schilddrüsenautonomie so schnell wie möglich handeln. Und das heißt entweder Stahl oder Strahl, also die operative Lösung oder Alkoholeinspritzung oder Bestrahlung. Letztere bietet sich besonders für Menschen an, die eine Operation fürchten. Die Radiojodtherapie ist äußerst effektiv. Sie wird wahrscheinlich in allen Fällen die Überfunktion verbessern und führt im Schnitt nur in einem von 19 Fällen durch Überdosierung zu einer Unterfunktion, die dann durch die Gabe von Levothyroxin-Tabletten ausgeglichen werden muss.[36]

Bei Verdacht auf Schilddrüsenautonomie so schnell wie möglich handeln

Als Übergangslösung, bevor man sich für eine dieser aggressiven Therapien entschließt, bietet sich die Behandlung mit chemischen »Kropfbildnern« wie Carbimazol oder Thiamazol an, mit denen sich die Überfunktionsbeschwerden bremsen lassen.

Naturheilkunde

Bei diesem Krankheitsbild ist es wichtig, die Jodaufnahme weitestgehend zu begrenzen und sich auf das in naturbelassener Nahrung enthaltene Jod zu beschränken. Das heißt: Kein Jodsalz, keine Fleisch- und Milchprodukte von Herstellern aus deutschsprachigen Ländern und keine Meeresfrüchte.

Bei diesem Krankheitsbild ist es wichtig, die Jodaufnahme weitestgehend zu begrenzen

Die Krankheitsdynamik des autonomen Adenoms ist wahrscheinlich auf naturheilkundlichem Weg nicht zu lösen, weil Knoten dieser Art völlig ungehemmt und unbeeinflusst von regulierenden Maßnahmen agieren. Einen Versuch wert ist die neuraltherapeutische Gabe von 1 ml eines Lokalanästhetikums in die Nähe der Schilddrüse (siehe auch der Abschnitt »Neuraltherapie« auf S. 124). Damit kann mitunter eine Linderung der Beschwerden erreicht werden.

Morbus Basedow

Ursachen, Symptome und Verlauf

Die Leitsymptome dieser Autoimmunerkrankung wurden erstmals von dem Arzt Dr. Carl Adolph von Basedow im Revolutionsjahr 1848 etwas drastisch unter der Bezeichnung »Glotzaugenkachexie« (Kachexie = Abmagerung) beschrieben: »Schneller Herzschlag, vergrößerte Schilddrüse, Augen treten aus den Augenhöhlen hervor.« Dr. Basedow praktizierte in Merseburg, weshalb man diese drei Symptome auch heute noch die »Merseburger Trias« nennt.

Es gibt offenbar eine erbliche Veranlagung, einen Morbus Basedow zu entwickeln. Um die Krankheit

Krankheitsauslöser

auszulösen, müssen aber immer weitere Faktoren hinzukommen. Genannt werden hier emotionaler Stress, Rauchen, hohe Jodbelastung und vielleicht auch Virusinfektionen. In allen Fällen sollte man bei Diagnosestellung mit dem Rauchen aufhören und überprüfen, inwieweit man sein Leben stressfreier mit vielen Ruhepausen gestalten kann. Auch auf jodarme Ernährung sollte man achten.

Hauptproblem oft entzündliche Schwellung von Gewebe im Bereich des Augapfels

Die »endokrine Orbitopathie« kann sich im Laufe der Jahre zum Hauptproblem bei Morbus Basedow entwickeln. Diese entzündliche Schwellung von Gewebe im Bereich des Augapfels, die sich anfangs eher durch lästige Beschwerden wie Trockenheit, Rötung und Druckgefühl bemerkbar macht, mündet nicht selten in schwerwiegenden Veränderungen wie Doppeltsehen, Lichtblitze und führt im schlimmsten Fall sogar zur Erblindung. Der Arzt überprüft bei der Beobachtung des Krankheitsverlaufs die Weite der Lidspalte, ob der Augapfel hervortritt und das Maß der Sehkraft. Aber auch eine Magnetresonanztomografie (MRT) ist anfangs angezeigt, um andere Krankheiten im Bereich der Augenhöhle auszuschließen.

Ein weiteres Problem bei Basedow ist das erhöhte Risiko, an Schilddrüsenkrebs zu erkranken, der erfahrungsgemäß bei diesen Patienten auch aggressiver verläuft als bei anderen Patienten mit Überfunktion.[37] Experten empfehlen daher eine regelmäßige Ultraschallkontrolle im Abstand von etwa drei Monaten, um bösartige Veränderungen möglichst früh zu erfassen.

Schulmedizinische Therapie

Bei über 95% der Erkrankten finden sich TSH-Rezeptor-Antikörper im Blut. Diese heften sich in der Schilddrüse an den Platz, an dem sonst das TSH andockt. Die Folge: Die Schilddrüse produziert weit mehr Hormone als notwendig. Der Krankheitsprozess ist unumkehrbar und führt zum Tod, wenn man nicht radikale Maßnahmen ergreift, um ihn zu unterbrechen.

Maßnahmen, um die übermäßige Hormonproduktion der Schilddrüse zu unterbinden

Dazu gehört einmal die chemische Blockierung der Jodaufnahme durch die Schilddrüse mittels Thyreostatika wie Thiamazol oder Carbimazol. Allerdings hat diese Maßnahme beim Morbus Basedow nur in 40% der Fälle auch wirklich Erfolg. Als Nächstes versucht man die Fernwirkungen der Schilddrüsenhormone im Körper abzumildern, indem man Betablocker verabreicht. Das sind chemische Substanzen, die zur Bluthochdruckbehandlung entwickelt wurden. Sie blockieren die Betarezeptoren des Nervus sympathicus, der im autonomen (vegetativen) Nervensystem für die »Kampf oder Flucht«-Reaktion des Körpers bei Stress verantwortlich ist und deshalb z. B. den Herzschlag beschleunigen und den Bluthochdruck steigern kann. Die gleichen Wirkungen haben auch die Schilddrüsenhormone, und deshalb können sie auch, soweit es Übereinstimmung zwischen Sympathikuswirkung und Schilddrüsenhormonwirkung gibt, durch Betablocker effektiv verhindert werden.

In letzter Zeit an Bedeutung zugenommen hat die Gabe von Selen, einem Spurenelement, das in einer Dosierung von 200 Mikrogramm pro Tag nachweislich in bis zu einem Drittel der Fälle TSH-Antikörper

senken und somit die Krankheitsaktivität reduzieren kann. Allerdings lässt diese Wirkung nach einigen Monaten wieder nach, sodass es sich hier nur um eine vorübergehende Maßnahme handelt.[38]
Besonders wichtig für Menschen mit Basedow ist es, nicht mehr zu rauchen und auch das passive Mitrauchen möglichst zu vermeiden. Tabakrauch befeuert die Schilddrüsenüberfunktion.[39]

Operative Entfernung der Schilddrüse ist eine Option

Hat eine medikamentöse Behandlung des Basedow keinen Erfolg, kann man die Schilddrüse operativ entfernen. Damit fällt auch der Angriffspunkt der Antikörper zumindest in diesem Bereich weg, und die lästige Überfunktion wird beseitigt. Der Nachteil: Die Schilddrüsen-Autoantikörper greifen auch anderes Gewebe an, darunter Zellen im Bereich der Augen, der Gelenke oder des Bindegewebes in Haut und Unterhaut. Am schlimmsten sind hier die Veränderungen im Bereich der Augen, die sogenannte endokrine Orbitopathie, aber auch die als unschön empfundenen Schwellungen im Bereich des Schienbeins (Myxödem) und das Aufgetriebensein der Finger, die sogenannten »Trommelschlegelfinger«.
Die Radiojodtherapie hilft bei manchen Fällen von Morbus Basedow, darf aber nicht durchgeführt werden, wenn schon Augenprobleme bestehen, denn bei endokriner Orbitopathie kann es unter Radiojod zu starken Verlaufsverschlechterungen kommen.
Die Behandlung der endokrinen Orbitopathie geht in schweren Fällen bis zur Gabe von Cortison, Strahlentherapie und Operation des Auges, bevor Sehverlust droht. In letzter Zeit ist die Gabe von Cyclophospamid, eine Form der Chemotherapie, zum

Hoffnungsschimmer geworden.[40] Im Anfangsstadium helfen getönte Brillengläser, »künstliche Tränenflüssigkeit« (methylzellulosehaltige Augentropfen), Prismenfolien gegen das Doppeltsehen, Schlafen mit Schwimmbrille oder Augenverband sowie Schlafen mit erhöhtem Oberkörper.

Naturheilkunde

Dazu ein Fallbericht: Eine berufstätige Frau Mitte vierzig, die nebenbei auch noch stark mit Erziehungsaufgaben beschäftigt war, entwickelte einen Morbus Basedow mit einem zunehmenden Hervortreten des rechten Auges. Da sie von den oben genannten ihr vorgeschlagenen drastischen therapeutischen Maßnahmen Abstand nehmen wollte, wurde mit einer homöopathischen Behandlung begonnen. Sie erhielt Kalium jodatum C200, worauf sich keine Veränderung ergab. Als dann als nächstes Mittel Sepia C200 eingesetzt wurde, kam es zuerst zu einem Stillstand der Augenvergrößerung und dann im Laufe eines Jahres zu einer vollständigen Rückbildung. In dieser Zeit traten allerdings heftige Gebärmutterblutungen mit Blutarmut und Eisenmangel auf. Im Laufe der nächsten Jahre verließen die Kinder das Haus, wodurch sich auch eine seelische Entlastung ergab und der Morbus Basedow dann zur Ausheilung kam.

Fallbeispiel: erfolgreiche homöopathische Behandlung bei Morbus Basedow

Interpretation: Das Auftreten der Blutungen kann als »Ausleitung« verstanden werden, eine Entgiftung des Körpers über ein Sekret, die aufgrund der Schwere der Erkrankung auch durchaus lebensbedrohlichen Charakter annehmen konnte, letztlich aber heilsam war. Der Fall kann auch als Hinweis auf einen Zusammenhang zwischen Geschlechtsorganen und Schilddrüse gesehen werden.

Hashimoto-Thyreoiditis

Ursachen und Verlauf

Die Hashimoto-Thyreoiditis ist die häufigste Autoimmunerkrankung in Europa

Diese chronische Entzündung der Schilddrüse wurde erstmals im Jahre 1912 in einer deutschen Zeitschrift von dem japanischen Pathologen Dr. Hakaru Hashimoto beschrieben, dem eine dichte Durchwucherung der Schilddrüse mit weißen Blutkörperchen, den Lymphozyten, aufgefallen war. Die Hashimoto-Thyreoiditis ist die häufigste Autoimmunerkrankung in Europa, sie tritt bei 2% der Bevölkerung in Erscheinung und besteht nach offiziellen Schätzungen bei etwa 8%. Der überwiegende Teil der Erkrankten sind Frauen.

Neben einer erblichen Veranlagung vermutet man Stress, Umwelteinflüsse und Infektionen als Ursache. Die erbliche Komponente ruft nicht selten in der Jugend eine Infektion der Magenschleimhaut hervor, die Helicobacter-positive Gastritis. Forscher glauben, dass man mit einer frühzeitigen Behandlung der Gastritis mit Antibiotika den späteren Ausbruch einer Autoimmunerkrankung der Schilddrüse verhindern kann.[41]

Es handelt sich um eine heimtückische Krankheit, da sich die Schilddrüse durch die Entzündung mitunter schon fast aufgelöst hat, bevor überhaupt erste Beschwerden auftreten. In der Frühphase merken manche Betroffene Veränderungen, die mit dem

»Überfunktionstyp« einhergehen, in der Spätphase Anzeichen eines »Unterfunktionstyps«, bevor sie in eine messbare Unterfunktion hineinrutschen. In vielen Fällen denkt man erst durch das Auftreten von anderen Autoimmunerkrankungen, wie Weißfleckenkrankheit (Vitiligo), ringförmiger Haarausfall (Alopecia areata), Zuckerkrankheit (Diabetes mellitus) oder Nebennierenversagen (Morbus Addison), daran, einmal die Schilddrüse zu überprüfen. Dann finden sich hohe TPO-(Thyreoidea-Peroxidase-) und Tg-(Thyreoglobulin-)Antikörper (über 200 U/l), eine verminderte Technetium-Aufnahme bei der Szintigrafie und im Ultraschall ein Dunkelwerden von Schilddrüsengewebe. Macht man noch zusätzlich eine Feinnadelpunktion, kann man die massive Einwanderung von Lymphozyten feststellen, weißen Blutkörperchen, die sonst zur Abwehr von Infekten dienen.

Schulmedizinische Therapie

Die Hashimoto-Thyreoiditis gilt als unheilbar, einzig die Gabe von Selen (200 Mikrogramm täglich bei Erwachsenen, 100 Mikrogramm bei Kindern und Jugendlichen) scheint die Verlaufsform etwas abzumildern.

Die Hashimoto-Thyreoiditis gilt als unheilbar

Interessanterweise hilft hier Tabakrauch durch eine Hemmung der Bildung von TPO-Antikörpern, wodurch Hashimoto-Kranke statistisch später in die Unterfunktion abrutschen, weshalb man bei dieser Krankheit das Rauchen nicht unbedingt verbieten sollte.[42]

Durch die Möglichkeit, die Unterfunktion nach Zerstörung der Schilddrüse medikamentös auszugleichen, ist die Hashimoto-Erkrankung bei entsprechender Therapie heute nicht mehr lebensbedrohlich. Löst sich die Schilddrüse auf, merkt man an einem Anstieg des TSH, dass nun Levothyroxin gegeben werden muss. Man beginnt mit 50 Mikrogramm und steigert dann in Schritten von 25 Mikrogramm im Abstand von jeweils zwei Wochen auf jene Gesamtdosis hoch, von der man annehmen kann, dass sie den Gesamtbedarf des Körpers an Schilddrüsenhormon deckt. Dieser kann natürlich schwanken, beträgt aber im Schnitt etwa 200 Mikrogramm. Zur Behandlung gehört das Vermeiden von Jod, da man weiß, dass hohe Dosen die Verläufe der Hashimoto-Erkrankung beschleunigen können.

Zur Behandlung gehört das Vermeiden von Jod

Ein weiteres Spurenelement, das man in letzter Zeit verstärkt einsetzt, ist Zink, und zwar in einer Dosis von 20 mg täglich.

Naturheilkunde

Auch hierzu möchte ich ein Fallbeispiel vorstellen: Eine Patientin Anfang dreißig, die vorwiegend mit Haushaltsführung und der Betreuung ihrer Kinder befasst war, entwickelte nach der Geburt des letzten Kindes Autoantikörper und deutliche Zeichen eines »Überfunktionstyps«. Nachdem sich drei Jahre später keine Verbesserung ergeben hatte, wollte sie eine natürliche und unschädliche Therapie versuchen. Durch die Gabe der Schüßler-Salze Nr. 2 Calcium phosphoricum D6 und Nr. 12 Calcium sulfuricum D6, je 5 Tabletten täglich, sanken die Autoantikörper innerhalb von drei Monaten auf ein Drittel des

Ursprungswertes ab. In dieser Zeit bildeten sich auch Nervosität und Schlafstörungen zurück.

Fallbeispiel: Senkung der Autoantikörper durch Schüßlersalze

Interpretation: Der Fall ist ein Beispiel dafür, dass man bei Schilddrüsenerkrankungen nicht die C-Zellen vergessen sollte, die Calcitonin bilden und Kalzium aus dem Blut entfernen und in den Knochen einbauen. Anscheinend kann man eine Überlastung der Schilddrüse in dieser Hinsicht verbessern, indem man versucht, die Kalziumverwertung auf molekularer Ebene zu verbessern, wie dies durch die entsprechenden Schüßler-Salze geschehen war.

Kalte Knoten

Ursachen und Risiken

»Kalter Knoten« – Gebiet in der Schilddrüse, das keine oder nur sehr geringe Produktion von Schilddrüsenhormon zeigt

Jeder Bezirk in der Schilddrüse, der in der Szintigrafie keine oder eine nur sehr geringe Produktion von Schilddrüsenhormonen zeigt, wird als »kalter Knoten« bezeichnet. Meist handelt es sich um Schilddrüsengewebe mit geringer Eigenaktivität, manchmal auch um harmlose Bindegewebsknoten oder flüssigkeitsgefüllte Zysten, in 5% aber um Krebsgewebe, weshalb kalte Knoten nach dem ersten Auftauchen überprüft werden sollten und es deshalb auch verdienen, in dieser Kategorie ernsthafter Schilddrüsenerkrankungen aufzutreten.

Tatsächlich scheinen auch die gutartigen kalten Knoten aus Schilddrüsengewebe Ursachen schwerwiegender Belastungen zu sein. Seit dem Atombombenabwurf auf die japanischen Städte Hiroshima und Nagasaki im Jahre 1945 sind die damals dort lebenden Menschen ja zu unfreiwilligen Teilnehmern an einem groß angelegten Versuch über die Folgen nuklearer Verstrahlung geworden. Sechs Jahrzehnte nach dem Geschehen lässt sich in Bezug auf die Schilddrüse sagen, dass diese radioaktive Verstrahlung vor allem einen Schilddrüsenschaden bewirkt hat: kalte Knoten. 2% der Untersuchten litten an Schilddrüsenkrebs, 5% hatten gutartige kalte Knoten und 8% Zysten.[43] Es wird geschätzt, dass jeder dritte Schilddrüsenkrebs und jeder vierte Knoten eine Strahlenfolge war. Das Positive an der Studie: Autoimmunerkrankungen der Schilddrüse wie Hashimoto-Thyreoiditis oder Morbus Basedow hatten nicht zugenommen. In Bezug auf den Atomreaktorunfall in Tschernobyl 1986 ist für uns hierzulande also »nur« zu vermuten, dass dadurch kalte Knoten und Schilddrüsenkrebs häufiger aufgetreten sind und noch auftreten werden, als sie es sonst wären.

Schulmedizinische Therapie

Kalte Knoten wahrscheinlich harmlos, sollten aber abgeklärt werden

Kalte Knoten aus minderaktivem Schilddrüsengewebe sind wahrscheinlich harmlos. Dennoch ist es natürlich wichtig, einen kalten Knoten abklären zu lassen, denn es könnte ja im Einzelfall doch einmal Krebs dahinterstecken.

Die Antwort der Schulmedizin auf kalte Knoten ist meist der, Levothyroxin zu verabreichen. Eine Erklärung gibt es für diese Praxis nicht. Den Patienten wird meist gesagt, man wolle das Wachstum des Knotens hemmen. Nachdem dieser aber ohnehin kein Schilddrüsenhormon produziert, ist es unwahrscheinlich, dass eine Schilddrüsenhormongabe überhaupt Einfluss auf die Knoten nehmen kann.

Naturheilkunde

Womöglich – zumindest wird das aus naturheilkundlichen Kreisen ohne Angabe von Quellen behauptet – kann man die Neigung kalter Knoten, Schilddrüsenhormone zu bilden, mit der Zufuhr von Flavonoiden über die Nahrung steigern. Dafür geeignet wäre dann der häufige Genuss u. a. von Karotten, Kürbis, Paprika, Mango, Papaya, Grüntee und Ginseng. Meine Empfehlung wäre die, diese Nahrungsmittel je nach Geschmack in seiner Küche vermehrt einzusetzen.

Zufuhr von Flavonoiden über die Nahrung steigern?

Schilddrüsenkrebs

Diagnostik

Bösartige Tumoren der Schilddrüse können aus jedem Gewebe entstehen, das dort vertreten ist. Meistens aber sind es die Schilddrüsenzellen selbst, die sich sehr lange unbemerkt vermehren, bevor sie als derbe, unverschiebliche Knoten vorne am Hals tastbar werden. Im Ultraschall stellen sie sich als dunkle, echoarme Knoten dar, die häufig kleinere Verkalkungsgebilde aufweisen. Diese sollte man ultraschallgestützt mit einer Feinnadelpunktion anzustechen versuchen, um feingeweblich nachweisen zu können, ob und wenn ja, welches bösartige Gewebe hier vorliegt. Die Trefferquote sowohl bei der Feinnadelbiopsie als auch der Tumorbestimmung liegt statistisch gesehen bei fast 100%, und das selbst bei Veränderungen, die kleiner als 1 cm sind.[44]

Bösartiges Gewebe kann mit fast 100%iger Sicherheit nachgewiesen werden

Schulmedizinische Therapie und Prognose

Bei Krebs die gesamte Schilddrüse entfernen

Hat der Arzt durch Punktion und feingeweblichen Nachweis bösartiges Gewebe entdeckt, sollte ein Chirurg möglichst die ganze Schilddrüse sowie das benachbarte Gewebe samt Lymphknoten entfernen, in die oft schon sehr früh Absiedlungen des Tumors stattfinden. Gegen Fernabsiedlungen im Körper, die über die Blutbahn stattgefunden haben, kann der Chirurg nichts ausrichten. Hier gibt es die Möglichkeit, eine Radiojodtherapie durchzuführen, bei der radioaktives Jod gespritzt und auch von den Tumorzellen aufgenommen wird. Die Folge: Die radioaktive Strahlung zerstört das Tumorgewebe.

Radiojodtherapie bei übriggebliebenen Tumorzellen

Diese Behandlungsmethode ist so wirksam, dass eine erhebliche Zahl der Menschen mit Schilddrüsenkrebs, dessen Gewebe im Prinzip noch wie normales Schilddrüsengewebe funktioniert, geheilt wird. Man kann den Heilungsverlauf sehr gut beobachten, indem man in regelmäßigen Abständen im Blut das Thyreoglobulin bestimmt. Steigt es an, heißt das, dass irgendwo im Körper Schilddrüsentumorzellen übrig geblieben sind, die nun wieder zu wuchern beginnen. Dann kann man diesen Zellen wiederum radioaktives Jod geben und sie dadurch zerstören. Wichtig ist auch, Tumorpatienten nach Radiojodtherapie so hochdosiert wie möglich Schilddrüsenhormone zu geben. Das führt zur Unterdrückung der TSH-Produktion, die sonst womöglich schlafende Schilddrüsenkrebszellen wieder aufwecken könnte.

Vor der Thyreoglobulin-Testung müssen Krebspatienten einen Schilddrüsenhormon-Entzug durchführen: Dazu müssen sie das Levothyroxin absetzen und warten, bis das körpereigene TSH deutlich angestiegen ist. Diese Wochen des Mangels sind äußerst unangenehm, weshalb in Amerika mit zunehmender Häufigkeit sogenanntes rekombinantes Human-TSH eingesetzt wird, das die für die Untersuchung sonst notwendige Entzugsperiode überflüssig macht.[45] Fragen Sie Ihren Therapeuten, ob er rh-TSH bei der Tumorkontrolle einsetzen kann.

Schlechtere Heilungschancen bei Schilddrüsentumoren, deren feingewebliches Bild nur wenig Ähnlichkeit mit normalem Schilddrüsengewebe aufweist

Anders liegt der Fall bei Schilddrüsentumoren, deren feingewebliches Bild nur mehr wenig oder gar nicht mehr an normales Schilddrüsengewebe erinnert: Hier sind die Heilungschancen langfristig nicht sehr gut. Aber selbst bei der gutartigsten Form, bei der feingeweblich noch große Ähnlichkeit mit normalem Schilddrüsengewebe besteht, sind nach etwa zehn Jahren ein Fünftel der Behandelten gestorben.[46] Im Alter kehrt sich das Geschlechterverhältnis um, dann sind bedeutend mehr Männer von Schilddrüsenkrebs betroffen.[47] Das liegt auch an der relativ hohen Anzahl von Zweitkrebserkrankungen, die in bis zu einem Drittel (!) der Fälle bei Schilddrüsenkrebs auftreten und zum Teil in Zusammenhang mit der Strahlentherapie stehen.[48] Am meisten betroffen sind Nachbarorgane der Schilddrüse wie Kehlkopf und Speiseröhre sowie die blutbildenden Zellen.[49] Wichtig für Betroffene ist es daher, ihre Angst möglichst durch Sorge und Umsicht zu ersetzen, kritisch auf Veränderungen im Körper zu reagieren und sich wenigstens zweimal jährlich zu einer Nachuntersuchung beim Arzt ihres Vertrauens einzufinden, damit solche Krebsgeschwüre, die im Prinzip überall im

Körper auftreten können, rechtzeitig erkannt werden können.
Noch schlechter sehen die Behandlungsergebnisse bei Krebsformen aus, wo sich die entarteten Schilddrüsenzellen gar nicht mehr wie Schilddrüsengewebe verhalten. Da solche Tumorzellen kein radioaktives Jod aufnehmen und rasch in die Blutbahn absiedeln, können sie nur ungerichtet mit einer herkömmlichen Chemotherapie behandelt werden, bei der aber alle – und damit auch die gesunden – rasch wachsenden Gewebe des Körpers leiden müssen.

Sonderform C-Zell- oder medulläres Karzinom

Eine Sonderform des Schilddrüsenkrebses ist das »C-Zell-Karzinom«

Eine Sonderform des Schilddrüsenkrebses ist das »C-Zell-Karzinom« oder »medulläre« Karzinom, das von den Calcitonin produzierenden Zellen ausgeht. Bedeutungsvoll ist hier, dass es sich hier häufig um ein Erbleiden handelt, das man gentechnisch als Veränderung am Chromosom Nr. 10 nachweisen kann. Deshalb sollten Familienangehörige von Patienten mit »C-Zell-Karzinom« routinemäßig untersucht werden. Ist die Veranlagung nachgewiesen, empfiehlt man die vorsorgliche Entfernung der Schilddrüse. Bei der Therapie dieser Sonderform hat man den Nachteil, keine Radiojodtherapie machen zu können. Allerdings gibt es auch hier einen Tumormarker, den Calcitoninspiegel. Steigt dieser nach der Operation, ist das ein Hinweis dafür, dass irgendwo noch Krebsgewebe im Körper verblieben ist.

Naturheilkunde

Ich hatte in meiner eigenen Betreuung noch keinen Patienten mit Schilddrüsenkrebs, bei dem ich Naturheilkunde versucht hätte, noch ist mir jemals zu Ohren gekommen, dass jemandem mit dieser Erkrankung naturheilkundlich geholfen worden wäre. Aufgrund des raschen Fortschreitens und der Bösartigkeit dieser Erkrankung ist Naturheilkunde bei Krebs als Heilversuch nicht vertretbar.

Naturheilkunde bei Krebs als Heilversuch nicht vertretbar

Service

Kleine Enzyklopädie der Schilddrüse: Stichworte, Erklärungen, Tabellen

ADS, ADHS

Attention deficit syndrome (Aufmerksamkeitsstörung) und Attention deficit hyperactivitiy syndrome (Aufmerksamkeitsstörung mit Überaktivität). Beides kann Folge einer Schilddrüsenstörung sein. Überaktivität entsteht durch Überfunktion, Konzentrationsschwäche mit Müdigkeit durch Unterfunktion. Bei jedem ADS-Verdacht muss zuerst eine Schilddrüsenstörung ausgeschlossen werden, bevor an eine anderweitige Therapie gedacht wird.

Akute Thyreoiditis

Seltener, eitriger Befall der Schilddrüse mit Bakterien, meist durch Infektion benachbarter Organe. Sie geht mit Schilddrüsenschmerzen und starkem Krankheitsgefühl einher. Eine sofortige Antibiotikatherapie ist notwendig für eine rasche Ausheilung. Selten kommt es zur Abszessbildung, bei der man den befallenen Bereich chirurgisch eröffnet und Eiter ablaufen lässt.

Amiodaron

Dieses Medikament gegen Herzrhythmusstörungen enthält sehr hohe Jodmengen. Die handelsübliche Verordnung von 200 mg (im Präparat Cordarex®) belastet den Körper mit 6000 Mikrogramm Jod täglich. Vor Einleitung der Therapie müssen deshalb unbedingt eine Schilddrüsenüberfunktion und eine Hashimoto-Thyreoiditis ausgeschlossen werden.

Angeborene Schilddrüsenunterfunktion

Früher führte sie zur Volkskrankheit Kretinismus. Heute wird per Gesetz bei allen Neugeborenen der TSH-Gehalt im Blut bestimmt. Ist dieser stark erhöht, liegt entweder eine Entwicklungsstörung der Schilddrüse, eine Störung der Hormonbildung in der Schilddrüse oder eine Unterfunktion durch zu gering oder zu hoch dosiertes Jod vor. Bei Nachweis einer Unterfunktion werden Neugeborene mit etwa 50 Mikrogramm Levothyroxin täglich behandelt und können sich dadurch ganz normal entwickeln. Wird die Behandlung im Säuglingsalter versäumt, droht eine Entwicklungsstörung, von der die meisten Ärzte glauben, dass sie unvermeidlich sei.
Ich möchte in diesem Zusammenhang die Geschichte eines meiner Patienten erzählen, der ohne Schilddrüse geboren wurde und erst mit zweieinhalb Jahren wegen geringer Körpergröße, mangelnden Knochenwachstums und Verzögerung der geistig-seelischen Entwicklung richtig diagnostiziert und damals in den frühen Sechzigerjahren noch mit experimentellem Schilddrüsenextrakt behandelt wurde. Dass sich seine Intelligenz normal entwickeln

könne, wurde damals von Experten ausgeschlossen. Heute ist dieser Patient Universitätsprofessor, spricht fließend mehrere Sprachen und ist wegen seiner umfassenden Bildung und der Originalität seiner Gedanken weithin geachtet. Auch die körperliche und soziale Entwicklung ist völlig normal verlaufen. Ich erzähle diese Geschichte als Trost für Eltern mit einem Kind, das an einem angeborenen Schilddrüsenhormonmangel leidet, da diese sehr häufig zu hören kriegen, sie müssten mit schweren Entwicklungsverzögerungen rechnen.

Autonomie

Eine Form der Überfunktion, bei der die Schilddrüse selbstständig arbeitet und nicht mehr auf die im Blut vorhandene Menge an TSH reagiert.

Calcitonin

Dieses Hormon senkt den Kalziumspiegel im Blut und fördert den Kalziumeinbau in die Knochen. Es wird von den C-Zellen in der Schilddrüse und in der Nebenschilddrüse hergestellt.

C-Zell-Karzinom

Eine seltene Form von Schilddrüsenkrebs, der von den C-Zellen ausgeht. Auch bekannt als »medulläres Karzinom«.

Endokrine Drüsen

Hormondrüsen, die ihr Produkt direkt in das Blut abgeben. Dazu gehören: Hirnanhangsdrüse (Hypophyse), der »Inselzellapparat« der Bauchspeicheldrüse, Schilddrüse, Nebenschilddrüse, Eierstöcke, Hoden, Nebennieren, Thymusdrüse und Zirbeldrüse. Auch besondere Zellen in Niere, Darm, Magen und Gefäßwänden werden oft dazu gezählt.

Endokrine Orbitopathie

Übersetzt bedeutet das: durch Erkrankung einer Hormondrüse bedingte Krankheit der Augenhöhle. Immunkrankheiten der Schilddrüse wie Morbus Basedow führen zu einer Entzündung der Augenmuskeln, der Lider und des Fettgewebes hinter den Augen mit Hervortreten des Augapfels.

Epithelkörperchen

Anderes Wort für: Nebenschilddrüse.

Familiäres medulläres Schilddrüsenkarzinom (FMTC)

Erbliche Form des C-Zell-Karzinoms. Bei seinem Vorliegen muss ein Gentest durchgeführt werden. Ist dieser positiv, sollten sich auch die Familienmitglieder des Betroffenen untersuchen lassen, denn auch sie könnten gefährdet sein.

Follikel

Bläschen in der Schilddrüse, die von Schilddrüsenzellen umgeben sind und die Schilddrüsenhormone speichern.

FT3

Freies, nicht an Bluteiweiße gebundenes Trijodthyronin (T3).

FT4

Freies, nicht an Bluteiweiße gebundenes Tetrajodthyronin (Thyroxin, T4).

Geschichte der Schilddrüsenmedizin

16 v. Chr.: Vetruvius beschreibt Kröpfe bei Alpenbewohnern und vermutet, das könne mit dem Trinkwasser zusammenhängen.

1170: Roger von Palermo erwähnt Spongia usta als Mittel gegen Kropf.

1525: Leonardo da Vinci zeichnet die Schilddrüse anatomisch exakt in einer seiner Skizzen.

1543: Der Anatom Vesal beschreibt die Schilddrüse.

1577: Paracelsus beschreibt das äußere Erscheinungsbild einer angeborenen Schilddrüsenunterfunktion.

1800: Hedenus entfernt chirurgisch den ersten Kropf.

1813: Courtois entdeckt das Jod.

1820: Coindet führt Jod zur Behandlung des Kropfs ein.

1833: Boussingault empfiehlt Jod zur Vorbeugung eines Kropfs.
1835: Graves beschreibt die Schilddrüsenüberfunktion.
1850: Chatin weist Jodmangel im Trinkwasser nach.
1873: Gull beschreibt die Schilddrüsenunterfunktion.
1884: Schiff implantiert erfolgreich eine Schilddrüse zur Behebung einer Schilddrüsenunterfunktion.
1891: Erste Behandlung einer Schilddrüsenunterfunktion mit Schilddrüsenextrakt
1899: Oswald isoliert Thyreoglobulin.
1927: Harington und Barger synthetisieren Thyroxin (T4).
1929: Entdeckung des Thyreoidea-stimulierenden Hormons (Thyreotropin, TSH)
1942: Astwood behandelt die Schilddrüsenüberfunktion mit Thiouracil.
1942: Herzt, Roberts, Evans, Hamilton und Lawrence entdecken die Radiojodtherapie.
1952: Gross, Pitt-Rivers, Roche, Michel und Lissitzky entdecken das Trijodthyronin (T3).
1961: Moll, Greer und Erwin entdecken den Thyreoida Releasing Factor (Thyreotropin-releasing-Hormon, TRH).
1967: Pearse, Bussolati, Carvalheira, Kracht, Hachmeister, Breustedt, Bönicke und Lenke entdecken das Calcitonin.
1970: Sterling, Braverman und Ingbar weisen die Umwandlung von T4 in T3 nach.

Getränke mit hohem Jodgehalt[50]

Getränk	Jodgehalt in Mikrogramm/100 ml
Rauch Johannisbeersaft	275
Trink Vit	109
Sonnenfrucht Apfelsaft	102
Goldland Orangensaft	68
Lipton Zitrone	50
Clausthaler Herbfrisch	92

Globusgefühl

Fremdkörpergefühl im Hals oder in der Kehle, häufig Zeichen einer Schilddrüsenerkrankung.

Hashimoto-Thyreoiditis

Autoimmunerkrankung der Schilddrüse, auch bekannt als chronisch-lymphozytäre Thyreoiditis. Fortgeschrittene Formen landen in der Unterfunktion.

Heißer Knoten

Bekannt auch als unifokale Autonomie. Zu einem Knoten verbundene Schilddrüsenzellen, die mehr Jod aufnehmen als das übrige Schilddrüsengewebe.

Hormone der Schilddrüse

Das sind: Tetrajodthyronin (T4, auch bekannt als Thyroxin) und Trijodthyronin (T3). Die wichtigste Aufgabe der Schilddrüsenzellen ist es, das mit der Nahrung aufgenommene Jod mit einem Eiweißkörper namens Thyreoglobulin zu verbinden, von dem sich dann die Schilddrüsenhormone Tetrajodthyronin und Trijodthyronin abspalten. Sie haben komplizierte Namen, sind aber eigentlich nichts als eine Aminosäure namens Tyrosin, an der einmal vier und einmal drei Atome Jod hängen. Täglich werden etwa 100 Mikrogramm T4 und 1 Mikrogramm T3 in das Blut abgegeben. T4 wird in der Leber und in der Niere in T3, das eigentlich wirksame Schilddrüsenhormon, verwandelt.

Wenn wir also von Schilddrüsenhormonen reden, meinen wir eigentlich eine Aminosäure, die in jedem Eiweißpartikel im menschlichen Körper vorhanden ist und an die Jod-Ionen gekoppelt werden, damit die Körperzellen das Jod erkennen und nutzen können. Im Wesentlichen geht es bei der ganzen Debatte also eigentlich immer um Jod. Das Jod wird von der Schilddrüse gespeichert, um dann auf das Thyreoglobulin übertragen zu werden, von dem sich je nach Bedarf dann die mit Jod bestückte Aminosäure Tyrosin abspaltet und ins Blut geschwemmt wird.

Hyperthyreose

Schilddrüsenüberfunktion.

Hypophyse

Hirnanhangsdrüse.

Hypothalamus

Ein Gebiet im Zwischenhirn, das unter anderem TRH, das Thyreotropin-releasing-Hormon, absondert. Dieses stimuliert die TSH-Bildung in der Hypophyse, welches die Schilddrüsenproduktion anregt.

Hypothyreose

Schilddrüsenunterfunktion.

Isthmus

Die horizontale Verbindungsbrücke zwischen rechtem und linkem Schilddrüsenlappen. Sie verläuft unter dem Schildknorpel und besteht aus Schilddrüsengewebe.

Jod

Spurenelement mit dem Atomgewicht 127; Grundbaustein für die Schilddrüsenhormone.

Jod 123, Jod 131

Instabile Verwandte des Jods, die radioaktiv zerfallen; auch bekannt als Jod-Isotope. Sie werden vor allem bei der Radiojodtherapie verwendet.

Jodvergiftung

Zu hohe Jodspiegel im Blut können eine Schilddrüsenüberfunktion auslösen. Sie führen zu einer akuten Blockade der Jodaufnahme durch die Schilddrüse. Bei manchen Menschen kommt es zu Hautreaktionen wie Akne und/oder Kreislaufproblemen bis hin zum Kreislaufkollaps. Eine bereits bestehende Hashimoto-Thyreoiditis verschlechtert sich bei überhöhter Jodzufuhr.

Kalter Knoten

Eine knotige Veränderung in der Schilddrüse, in der wenig oder gar kein Schilddrüsenhormon gebildet wird.

Kolloid

Thyreoglobulinhaltiges Gel in der Schilddrüse.

Kretinismus

Kleinwuchs und geistige Behinderung bei Schilddrüsenunterfunktion.

Kropf

Vergrößerung der Schilddrüse durch Jodmangel oder Jodüberangebot.

Levothyroxin

Internationaler Freiname für chemisch hergestelltes Thyroxin (T4); häufiger Handelsname: Euthyrox®.

Medikamente nach Jodgehalt

Manche Medikamente enthalten riesige Mengen an Jod, weshalb Menschen mit Überfunktion oder Hashimoto-Thyreoiditis mit ihnen sehr vorsichtig sein sollten; das gilt selbst bei der Wundbehandlung mit jodhaltigen keimtötenden Mitteln wie Betaisodona. Ein Milliliter Betaisodona-Lösung enthält 7500 Mikrogramm Jod, die bei der Wundbehandlung unmittelbar mit Haut oder verletztem Gewebe in Kontakt kommen und dabei in die Blutbahn gelangen können (siehe auch: Röntgenkontrastmittel).

Präparat	Jodgehalt in Mikrogramm	Anwendungsgebiet
Amiodaron 200 Tabletten	6000/Tbl.	Herzrhythmusstörungen
Anionen-Spurenelement »Fresenius«	120/Ampulle	Infusionszusatz
Betadona Wundspray, Puderspray	250 000/100 g	Desinfektion
Betaisodona 7,5 Flüssigseife	750 000/100 g	Desinfektion
Betaisodona Haar-Antiseptikum	750 000/100 g	Desinfektion
Betaisodona Vaginal-Antiseptikum	1 000 000/100g	Desinfektion
Betaisodona Vaginalgel	1 000 000/100 g	Desinfektion
Betaisodona Vaginal-Suppositorien	2 000 000/100 g	Desinfektion
Braunol Schleimhautdesinfiziens	7 500 000/100 g	Desinfektion
Centrum Filmtabletten	150/Tbl.	Vitalstoffersatz
Cordarex 200 Tabletten	6000/Tbl.	Herzrhythmusstörungen
Elotrace Infusionszusatz	1270/100 g	Infusionszusatz
Imodium Kapseln	2/Kps.	Durchfall
Jodid »Merck« 100 Mikrogramm Tbl.	100/Tbl.	Vitalstoffersatz
Jodthyrox Tabletten	100/Tbl.	Vitalstoffersatz
Kaliumjodid »Lannacher«	50 000/Tbl.	Metallvergiftung
Locacorten Vioform Ohrentropfen	420 000/100 g	Hautreizung
Locacorten Vioform Paste	1 250 000/100 g	Hautreizung

Präparat	Jodgehalt in Mikrogramm	Anwendungs-gebiet
Peditrace Infusionszusatz	100/100 g	Infusionszusatz
Pharmatovit Kapseln	100/Tbl.	Vitalstoffersatz
Sedacoron 200 Tabletten	6000/Tbl.	Herzrhythmusstörungen
Wundesin	100 000/100 g	Desinfektion

Sehr hohe Jodmengen finden sich auch in Algenpräparaten, die im Wellnessbereich bei Gewichtsproblemen angeboten werden. Dazu gehören u. a. Bioalgen Perlinger, Bio-Redan, Dr. Dümmer Spirulina, Klonit Schlankheitstropfen, Parkelp-Meeresalgen-Tablette, Pommler-Algen-Tablette. Besser ist es meiner Ansicht nach, bei Gewichtsproblemen mithilfe von Jodsalz die Jodaufnahme so zu steuern, dass Sie auf etwa 300 Mikrogramm Jod pro Tag kommen, aber nicht mehr.

Mineralquellen mit niedrigem Jodgehalt

Adelheidquelle, Albertsquelle, Alpquell, Bad Brückenauer, Bad Neuenahrer, Bad Pyrmonter, Elisabethenquelle, Ensinger Schiller, Gasteiner, Göppinger St. Christophorus Sauerbrunnen, Heppinger Heilwasser, Karlsquelle, Kissinger Bitterwasser, Königsteiner Raderheck-Quelle, Longlife, Maxbrunnen, Michlquelle, Mühringer Heilwasser, Pandur, Preblauer, Rakoczy, Rangauer life, Römerquelle, Rosenbergquelle, St. Anna, St. Linus, St. Margareten, Sulzegger, Thalheimer, Vöslauer, Volvic, Waldquell, Wernarzer Wasser, Wilhelmsquelle.

Mineralquellen mit hohem Jodgehalt

Mineralquelle	Jodgehalt in Mikrogramm/100 ml
Ausseer	30
Johannisbrunnen	12
Martinsquelle	14
Peterquelle	20
Radenska	30
Rogaska Donat	10
Sicheldorfer	100
Sixtina	23

Morbus Basedow

Autoimmunkrankheit der Schilddrüse, bei der TSH-Rezeptor-Antikörper eine Überfunktion bedingen.

Multiple endokrine Neoplasie (MEN)

Erbliche Tumoren verschiedener Hormondrüsen, von denen oft mehrere zugleich auftreten. Deshalb ist es sehr wichtig, wenn ein solcher Tumor vorliegt, nach weiteren zu suchen und außerdem einen Gentest durchzuführen. Ist dieser positiv, sollten sich auch die Familienmitglieder des Patienten untersuchen lassen, denn auch sie könnten betroffen sein. MEN-verdächtige Tumoren sind: C-Zell-Karzinom der Schilddrüse, Tumore des Nebennierenmarks, der

Nebenschilddrüse, Bauchspeicheldrüse oder Hirnanhangsdrüse.

Myxödem

Wassereinlagerungen in der Haut bei Schilddrüsenunterfunktion, meist an den Unterschenkeln, vorne am Schienbein.

Nahrungsergänzungsmittel

Der rote Lebensmittelfarbstoff Erythrosin (E127) besteht zu 50% aus Jod. Sie finden ihn vor allem in kandierten oder Cocktail-Kirschen. Jodhaltig sind auch Lebensmittelzusätze wie Agar-Agar oder Algin. In vielen Multivitaminpräparaten ist ebenfalls Jod enthalten, es muss dort aber ausgewiesen werden.

Nebenwirkungen

Die häufigsten Nebenwirkungen von Thyreostatika (Medikamente, die die Bildung von Schilddrüsenhormon hemmen), wie z. B. Thiamazol und Carbimazol, sind: Hauterscheinungen, meist mit Juckreiz, Haarausfall; Bindehautentzündung, Hervortreten der Augen; Nervenentzündungen, Kopfschmerzen, Geschmacks- und Geruchsstörungen, Hörstörungen, Psychosen; Gelenkschmerzen und Gelenkentzündungen, Muskelschmerzen; Übelkeit, Erbrechen, Durchfall, Leberschäden, Schwellung der Speicheldrüsen; Schwindel, Fieber, Nierenversagen, Wassereinlagerungen, Lymphknotenschwellungen.

Nervus recurrens

Der Stimmbandnerv, der bei Schilddrüsenoperationen häufig verletzt wird. Die Folge ist Heiserkeit. Die gleichzeitige Verletzung des rechten und linken Nervenstrangs kann lebensbedrohliche Zustände erzeugen.

Post-partum-Thyreoiditis

Übersetzt heißt das: Schilddrüsenentzündung, die nach der Geburt auftritt. 10% aller Frauen entwickeln nach der Geburt eines Kindes diese Sonderform der Hashimoto-Thyreoiditis, die sich anfänglich durch Schwitzen, Haarausfall, Gewichtsabnahme, Nervosität und raschen Pulsschlag auszeichnet. Im Blut finden sich die Autoantikörper TPO-AK, Tg-AK und TSH-R-AK (Autoantikörper gegen das Enzym Thyreoidea-Peroxidase, Thyreoglobulin und den Thyreotropin-(TSH-)Rezeptor), und im Ultraschall erscheint das Schilddrüsengewebe dunkler als gewöhnlich. In den meisten Fällen heilt diese Erkrankung nach wenigen Wochen von selbst aus.

Radiojodtherapie

Strahlenbehandlung mit radioaktivem Jod bei Schilddrüsenkrebs oder -überfunktion.

Radiojodtest

Untersuchung vor der Radiojodtherapie, bei der die Menge des radioaktiven Jods bestimmt wird, die bei der Behandlung zum Einsatz kommen soll.

Regelkreis der Schilddrüsenhormone

Die Bildung und Ausschüttung von Schilddrüsenhormonen in Blut wird von einer Hirnregion gesteuert, die man Hypothalamus nennt. Stress, Kälte und der Biorhythmus veranlassen den Hypothalamus zur Abgabe von Thyreoliberin, auch bekannt als Thyreotropin-releasing-Hormon (TRH). Diese Sekretion kann man mit Cortison hemmen.

TRH bewirkt die Ausschüttung von Thyreotropin, auch bekannt als Thyreoidea-stimulierendes Hormon (TSH), das im Vorderlappen der Hirnanhangsdrüse (Hypophyse) gebildet wird. Das TSH regt die Ausschüttung von T3 und T4 durch die Schilddrüse an. Die Bildung von TSH kann durch die Hormone Dopamin und Somatostatin gehemmt werden.

Die Schilddrüse verfügt zusätzlich über einen internen Regelkreis: Hat sie viel Jod eingelagert, bildet sie weniger Hormone; sind ihre Jodspeicher nahezu leer, erhöht sie dagegen die Hormon- und damit die Jodausschüttung.

Fällt der externe Regelkreis aus, produziert die Schilddrüse nur mehr etwa 60% des körpereigenen Bedarfs an Schilddrüsenhormonen.

Röntgenkontrastmittel und ihr Jodgehalt

Häufig mit Kontrastmittel durchgeführte Untersuchungen wie die Computertomografie (CT) gehen mit einer extrem hohen Jodbelastung einher. Im Schnitt werden bei einer Untersuchung 100 ml Kontrastmittel gespritzt; davon gelangen 30 g, das sind 30 000 mg bzw. 30 Millionen Mikrogramm (!), Jod in Ihre Blutbahn. Dass die meisten Menschen diese

»Jodattacke« unbeschadet überstehen, beweist einmal mehr die Anpassungsfähigkeit der Schilddrüse bei akuten Überbelastungen. Lebensrettend ist hier der sogenannte Wolff-Chaikoff-Effekt, ein vorübergehender totaler Aufnahmestopp für Jod. (Diese akute, reflexartige Reaktionsfähigkeit der Schilddrüse besteht aber leider nicht bei chronischen Überlastungen, wobei schon die regelmäßige Gabe von 1000 Mikrogramm täglich zu einer Schilddrüsenerkrankung führen kann.)

Röntgenkontrastmittel	Jodgehalt in Mikrogramm/100 ml
Accupaque	30 000 000
Biliscopin	5 000 000
Gastrografin	37 000 000
Gastromiro	30 000 000
Hexabrix	32 000 000
Imagopaque 300	30 000 000
Iomeron 300	30 000 000
Jod 350 mg	35 000 000
Isovist 300	30 000 000
Jopamiro 300	30 000 000
Lipjodol	48 000 000
Omnipaque 300	30 000 000
Optiray 300	30 000 000

Röntgenkontrastmittel	Jodgehalt in Mikrogramm/100 ml
Peritrast 36% rektal	18 000 000
Peritrast CT-Lösung	40 000 000
Scanlux 300	30 000 000
Ultravist 300	30 000 000
Uromiro 300	30 000 000
Visipaque 329	32 000 000
Xenetix 300	30 000 000

Dosierung von Röntgenkontrastmitteln

Computertomografie (CT)	60–150 ml
Koronarangiografie (Herzkatheter)	100–250 ml
Venendarstellung (Phlebografie)	40–100 ml
Bauchspeicheldrüsendarstellung (ERCP)	10–20 ml
Nierenbeckendarstellung (IVP)	40–100 ml

Schilddrüsenhormone

Trijodthyronin (T3) und Tetrajodthyronin (T4). Sie werden in der Schilddrüse gebildet und in das Blut abgegeben, wo sie zum Großteil an Eiweißkörper gekoppelt transportiert werden. T4 wird in die aktive Form T3 umgewandelt. Jede Körperzelle besitzt T3-Rezeptoren. Koppelt sich an ihnen T3 an, passiert Folgendes: Der Energieumsatz steigt und damit auch der

Energieverbrauch und Sauerstoffverbrauch der Zellen; im Darm werden mehr Kohlenhydrate aufgenommen, der Energieträger Glukose wird besser genutzt; Körperfette werden zu Energielieferanten abgebaut; Knochen und Muskeln werden aufgebaut; Gehirn und Nerven reifen. Kurz zusammengefasst: T3 macht klug, fit und schön.

Schildknorpel

Bestandteil des Kehlkopfs, der sogenannte »Adamsapfel«.

Schwangerschaft

In der Schwangerschaft steigt der Jodbedarf einer Frau um mindestens 50 Mikrogramm, die das Kind für seine eigene Entwicklung braucht. Das heißt, als Schwangere sollten Sie etwa 300 Mikrogramm Jod täglich zu sich nehmen. Offiziell wird empfohlen, jeden Tag 200 Mikrogramm Jod in Form einer Tablette zusätzlich zur Nahrung einzunehmen.

2% aller Schwangeren entwickeln eine Schilddrüsenüberfunktion. Daher sollten Sie genau berechnen, wie viel Jod Sie tatsächlich aufnehmen, denn ein Zuwenig schadet Ihrem Kind, während ein Übermaß eine Überfunktion auslösen kann. Thyreostatika können das Kind schädigen und sollten deshalb nur sehr niedrig dosiert und vorsichtig eingesetzt werden.

Selen

Spurenelement, das gegen Hashimoto-Thyreoiditis hilft. Die tägliche Aufnahme sollte zwischen 100 und 200 Mikrogramm liegen.

Selengehalt von Nahrungsmitteln

Nahrungsmittel	Mikrogramm Selen/ 100 g
Paranüsse	100
Innereien	60
Fisch	50
Sojaprodukte	60
Eigelb	30
Fleisch	20
Getreide	10
Milchprodukte	4
Vollkornbrot	2
Gemüse	1

Silent Thyreoiditis

Diese seltene Form der Schilddrüsenentzündung, die wie eine Akutform der Hashimoto-Erkrankung wirkt, geht mit einer heftigen, plötzlich einsetzenden Überfunktion, einer mangelnden oder fehlenden Technetium-Aufnahme in der Szintigrafie und einem guten Heilverlauf einher. Nach wenigen Monaten kann man auf die Gabe von Thyreostatika wieder verzichten.

Sonografie

Ultraschalluntersuchung. Mit ihrer Hilfe kann man bei der Schilddrüse unterscheiden zwischen normalem Gewebe, »echoarmem«, dunklem Gewebe (wahrscheinlich Autoimmunkrankheit), einzeln abgegrenzten »echoarmen« dunklen Bezirken (Entzündung, gutartige oder bösartige Knoten), »echoreichen«, hellen Bezirken (Schilddrüsengewebsknoten, mitunter »heiß«) und »echofreien«, strukturlosen schwarzen Bezirken (Zysten).

Szintigrafie

Strahlenuntersuchung mit Technetium^{99m}-Pertechnetat, einer kurzlebigen, radioaktiven Substanz, mit der die Verteilung von Jod in der Schilddrüse gemessen werden kann. »Heiße« Knoten strahlen intensiv, »kalte« Knoten schwach.

TBG

Thyroxin-bindendes Globulin, das Trägereiweiß der Schilddrüsenhormone im Blut. Nicht zu verwechseln mit dem Thyreoglobulin, dem Eiweiß, das in der Schilddrüse die Schilddrüsenhormone speichert.

^{99m}Tc

Instabiles Isotop des Elementes Technetium, das bei der Szintigrafie der Schilddrüse verwendet wird.

Thiamazol

Ein Schilddrüsenblocker, der bei Überfunktion eingesetzt wird.

T3

Schilddrüsenhormon Trijodthyronin. Die Schilddrüse bildet etwa 100-mal mehr T4 als T3, dafür ist T3 etwa 3- bis 8-mal wirksamer als T4.

T4

Tetrajodthyronin, auch Thyroxin genannt, das hauptsächlich gebildete Schilddrüsenhormon. Es kann dem Körper auch in Form des chemisch hergestellten Levothyroxins zugeführt werden und wird dann an den Endzellen in T3 umgewandelt.

Thyreoglobulin (Tg)

Ein Eiweißkörper, der von den Drüsenzellen der Schilddrüse gebildet und in einem Vorratsspeicher, das sogenannte Follikellumen, verschoben wird. Er gilt als Vorstufe der Schilddrüsenhormone, da überall dort, wo er die Aminosäure Tyrosin aufweist, Jod angekoppelt werden kann. Spaltet sich das aufjodierte Tyrosin ab, heißt es je nach Beladung mit drei oder vier Jodatomen T3 oder T4.

Nicht zu verwechseln mit dem Thyroxin-bindenden Globulin (TBG), dem Eiweißkörper, an den die Schilddrüsenhormone zum Transport im Blut gekoppelt werden.

Thyreoidektomie
Operative Entfernung der Schilddrüse.

Thyreoiditis
Schilddrüsenentzündung.

Thyreoiditis de Quervain
Seltene, subakute Schilddrüsenentzündung durch Viren, die mit starken Schmerzen im vorderen Halsbereich und einem Krankheitsgefühl einhergeht. Man behandelt meist mit Bettruhe und Aspirin, 500 mg täglich, über mehrere Monate. In seltenen Fällen ist eine Operation mit Entfernung der Schilddrüse notwendig. Laborchemisch sind Entzündungswerte wie das CRP (C-reaktives Protein) stark und die Schilddrüsenhormonwerte leicht erhöht. Im Ultraschall zeigen sich echoarme Bezirke, in der Szintigrafie ist die Jodaufnahme stark beeinträchtigt.

Thyreozyt
Schilddrüsenzelle.

TPO-Antikörper
Autoantikörper, die gegen das Schilddrüsenenzym Thyreoidea-Peroxidase gerichtet sind.

TRH

Thyreotropin-releasing-Hormon. Es wird im Hypothalamus hergestellt und stimuliert in der Hypophyse die Ausschüttung von TSH.

TSH

Thyreoidea-stimulierendes Hormon. Es wird von der Hirnanhangsdrüse (Hypophyse) hergestellt und stimuliert die Produktion von Schilddrüsenhormonen.

Thyreotoxikose

Auch als thyreotoxische Krise bezeichnet. Sie tritt ein, wenn der Körper mit Schilddrüsenhormon überschwemmt wird. Anfangs mit hohem Fieber, Herzklopfen und Austrocknung des Körpers einhergehend, kann es dabei zu Somnolenz (Bewusstseinstrübung mit abnormer Schläfrigkeit) kommen, die in ein Kreislaufversagen mit Koma und Todesfolge mündet. Häufigste Ursache ist die Durchführung von Untersuchungen mit jodhaltigen Kontrastmitteln in Fällen, in denen bereits eine Überfunktion besteht oder durch ein autonomes Adenom die Schilddrüsenhormonbildung ungebremst ist.

TSH-R-AK

Autoantikörper, die gegen den Rezeptor für TSH in der Schilddrüsenzelle gerichtet sind. Sie führen zu einer Überproduktion von Schilddrüsenhormonen.

Tumormarker

Eiweißkörper, die man im Blut messen kann. Für die Schilddrüsendiagnostik wichtige Tumormarker sind das Hormon Calcitonin sowie das Thyreoglobulin.

Zyste

Hohlraum in einem Organ, der mit Flüssigkeit gefüllt ist. Schilddrüsenzysten sind meist mit Kolloid gefüllt, mit hohen Anteilen von Thyreoglobulin und Schilddrüsenhormonen. Eine große Zyste, die ein Druckgefühl im Halsbereich verursacht, kann man mit einer Nadel anstechen und den Inhalt abzapfen. Danach muss man mithilfe eines Druckverbandes verhindern, dass Flüssigkeit nachläuft.

Nützliche Adressen

Der Autor:
Dr. med. Berndt Rieger
Markusstraße 5
96047 Bamberg
Tel. 0951/917 99 44
www.berndt-rieger.de
Internist, Zentrum für Traditionelle Europäische Medizin
Es handelt sich um eine Kombination aus einer Arztpraxis und einem Ausbildungszentrum für Heilpraktiker und Ärzte.

Schilddrüsen-Liga Deutschland e.V.
Geschäftsstelle
Ev. Krankenhaus Bad Godesberg
Waldstraße 73
53177 Bonn
Tel. 0228/386 90 60
www.schilddruesenliga.de
Dieser Verein wurde von Prof. Dr. Pfannenstiel, einem Schilddrüsenexperten der ersten Stunde, gegründet. Er widmet sich der Verständigung zwischen Schilddrüsenforschern und Patienten.

Die Schmetterlinge e.V. Schilddrüsenverband
Gemarkenstraße 133
45147 Essen
Tel. 0201/871 84 51
www.die-schmetterlinge.de
Diese Selbsthilfegruppe kümmert sich besonders um schilddrüsenkranke Kinder.

Dr. Leveke Brakebusch, Prof. Dr. Armin E. Heufelder
www.hashimotothyreoiditis.de
Die selbst an Morbus Basedow erkrankte Gynäkologin Dr. Brakebusch hat mehrere Gesundheitsberater zum Thema Schilddrüse herausgegeben und betreibt mit dem bekannten Endokrinologen Prof. Heufelder eine Webseite mit neuesten Informationen aus der Schilddrüsenforschung.

Dagmar Braunschweig-Pauli
www.jod-kritik.de
Die Medizinjournalistin und erfolgreiche Buchautorin kämpft seit vielen Jahren für Menschen mit Jod-Überempfindlichkeit und gegen die gesetzlich verordnete Jodierung in Deutschland.

Bücher, die weiterhelfen

Berndt RIEGER: Traditionelle Europäische Medizin. Heilkunst und Rezepte der Mönche und Kräuterhexen. 271 Seiten. München: Herbig 2005.
In diesem Buch finden Sie eine ausführliche Beschreibung der Elementelehre und der Heilmittel, die dabei in Frage kommen.

Berndt RIEGER: Herzgesundheit. Alle Heilbehandlungen kennen und individuell nutzen. 208 Seiten. München: Herbig 2006.
Hier erfahren Sie alles über die ganzheitliche Behandlung von Herzbeschwerden, die ja gerade bei Schilddrüsenüberfunktion an der Tagesordnung sind.

Heidrun RIEGER & Berndt RIEGER: Der Schüßler-Salze-Stufenplan für Ihr Kind. 198 Seiten. München: Herbig 2005.
Dieses Buch ist für Einsteiger in die Schüßler-Salz-Therapie geschrieben und erklärt im ersten Abschnitt den Umgang mit den Salzen.

Dagmar BRAUNSCHWEIG-PAULI: Die Jodlüge. Das Märchen vom gesunden Jod. 256 Seiten. München: Herbig 2003.
Die Autorin war selbst von einer Überfunktion betroffen und ist seit vielen Jahren als Vortragende und Leiterin einer Selbsthilfegruppe für Patienten aktiv. In diesem wichtigen Buch führt sie alphabetisch geordnet alles Wissenswerte zum Thema Schilddrüse und Jod auf.

Dagmar BRAUNSCHWEIG-PAULI und Norbert MESSING: Der kritische Einkaufsführer Jod. Ein Handbuch für jodempfindliche und gesundheitsbewusste Verbraucher. 71 Seiten. Bad Schönborn: Verlag Norbert Messing 2004.
Dieses kleine Büchlein zeigt Ihnen, wo Sie sich als »Jodallergiker« und »Überfunktionstyp« jodarme Nahrungsmittel besorgen können.

Anhang

Anmerkungen

[1] Einen guten biochemischen Überblick über die Wirkweise von Schilddrüsenhormonen auf das Gehirn liefert folgende digitale Dissertation: Oliver Brödel: Quantifizierung von Schilddrüsenhormonen in subzellulären Fraktionen verschiedener Areale des Rattenhirns, Effekte von antidepressiven Pharmaka, von Stress sowie von Hypo- und Hyperthyreosen. Dissertation an der FU Berlin 2002.
http://www.diss.fu-berlin.de/2002/254/index.html

[2] Bei 16 Männern wurde über ein Jahr T3, T4 und TSH bestimmt. Es zeigte sich, dass manche »Normalwerte« aufwiesen, die bei anderen krankhaft gewesen wären. Andersen, S., Pedersen, K. M., et al.: Narrow Individual Variations in Serum T4 and T3 in Normal Subjects: A Clue to the Understanding of Subclinical Thyroid Disease. JCEM 87 (2002), S. 1068–1072.

[3] Dundar, B., et al.: The Effect of Long-term Low-Dose Lead Exposure on Thyroid Function in Adolescents. Environmental Research 101 (2006), S. 140–145.

[4] Wu, T., et al.: Jodised Salt for Preventing Jodine Deficiency Disorders. The Cochrane Database of Systematic Reviews 2 (2006).

[5] Ten, W., et al.: Effect of Iodine Intake on Thyroid Diseases in China. New England Journal of Medicine 29. Juni 2006 (26), S. 2819–2821.

[6] Peter Pfannenstiehl und Lothar-Andreas Hotze: Wirksame Hilfe für die Schilddrüse. Stuttgart: Trias Verlag 2003, S. 29.

[7] Das Schreiben ist unter www.bfr.bund.de/cm/208/getrockneter_seetang_und_getrocknete_algenblaetter_mit_ueberhoehten_jodgehalten.pdf im Internet abrufbar.

[8] Zois, C., et al.: Natural Course of Autoimmune Thyroiditis After Elimination of Iodine Deficiency in Northwestern Greece. Thyroid 16(3) (2006), S. 289–293.

[9] Heike Bittermann: Jodversorgung deutscher Wehrpflichtiger im Alter von 17,5 bis 21 Jahren. Dissertation an der Medizinischen Fakultät Charité der Humboldt-Universität Berlin 1999.

[10] Dagmar Pauli, Norbert Messing: Der kritische Einkaufsführer Jod. Bad Schönborn: Verlag ganzheitliche Gesundheit 2004, S. 42.

[11] Peter Pfannenstiehl, Lothar-Andreas Hotze: Wirksame Hilfe für die Schilddrüse. Stuttgart: Trias 2003, S. 29.

[12] Präparate sind zum Beispiel »Bluegreen« oder »AFA-Alge«. Algasan®-Tabletten beinhalten je 50 Mikrogramm. Hier liefern 4 Tabletten 200 Mikrogramm.

[13] Bezogen werden kann er etwa von der O'Well GmbH, Tiessenkai 12, 24159 Kiel, Tel. 0431/36 45 88-1, E-Mail: info@o-well.de.

[14] Zum Beispiel: www.jodkrank.de.

[15] Z. B. Cefasel® der Firma Cefak.

[16] Hampl, R., et al.: Steroids and thermogenesis. Physiological research/Academia Scientiarum Bohemoslovaca. 55(2) (2006), S. 123–131.

[17] Zwei Bezugsquellen:
1. Klösterl-Apotheke in München
   (Tel. 089/54 34 32-11, Fax 089/54 34 32-77)
2. Fa. Biomed Oswald Bartel Bremerhaven
   (Tel. 0471/428 21, Fax 0471/41 32 20)

[18] Ebmeier, C., et al.: Human Thyroid Phenol Sulfortransferase Enzymes 1A1 and 1A3: Activities in Normal and Diseased Thyroid Glands, and Inhibition by Thyroid Hormones and Phytoestrogens. JCEM 89/11 (2004), S. 5597–5605.

[19] Robbie Y. K. Chan: Estrogen-Like Activity of Ginseno-

side Rg1 Derived From Panax notoginseng. JCEM 87/8 (2002), S. 3691–3695.

20 Harald Remke: Krankheitsprävention durch Ernährung. Stuttgart: WVG 1998, S. 191.

21 Melissenextrakt gibt es in Form von Kapseln zu kaufen, z. B. Gastrovegetalin®.

22 Milligan, S. R., et al.: Identification of a Potent Phytoestrogen in Hops (Humulus lupulus L.) and Beer. JCEM 84/6 (1999), S. 2249.

23 Für Schilddrüsenpatienten lesenswert ist hier etwa George Vithoulkas: Klassische Homöopathie bei Angst & Eifersucht. Baar: Groma 2003; Rajan Sankaran: Die Seele der Heilmittel. Santa Cruz/Mumbai: Homoeopathic Medical Publishers 2000; und Jan Scholten: Homöopathie und Minerale. Utrecht: Alonnissos 1993.

24 Meist werden Sie ein Buch kaufen, in dem 5 Elemente angepriesen werden. Eigentlich gibt es die nicht, aber die Chinesen bestehen darauf, dass Metall als 5. Element von der Erde zu scheiden sei, und die Inder, dass man den Äther, den Inhaltsstoff des Weltraums, als solches bezeichnen sollte.

25 Eine gute Zusammenfassung der Empfehlungen gab es vor einiger Zeit im Fernsehen, abrufbar unter: www.mdr.de/hier-ab-vier/rat_und_tat/5169.html.

26 Das Verhältnis liegt etwa bei 5:1 laut Vera Herbst: Arzneimittelverordnungen für Frauen über 60 Jahre. Netzwerk Frauen und Gesundheit. 9. Tagung 1.6.1999 in Braunschweig. Das Robert-Koch-Institut gab die Zahlen 2005 mit 4,6% für Männer und 25,8% für Frauen an.

27 Peter Pfannenstiehl, Lothar-Andreas Hotze: Wirksame Hilfe für die Schilddrüse. Stuttgart: Trias 2003, S. 9.

28 Petra-Maria Schumm-Draeger: Schilddrüsensonographie als Pflicht? Abstract zu einem Vortrag beim Symposium »Ist das Volk krank? Zwischen Versorgungsdefiziten und Disease mongering« am 3.12.03 in Berlin.

29 Pfannenstiehl, S. 43.

[30] Ashwath, M. L.: Cardiogenic shock in hypothyroidism. Southern Medical Journal. 99(5) (2006), S. 515–517.

[31] Little, J. W.: Thyroid disorders. Oral surgery, oral medicine, oral pathology, oral radiology, and endodontics 102(2) (2006), S. 148–153.

[32] Chakrabarti, K., et al.: Thyroid function in depression. Nepal Medical College Journal 8 (2006), S. 47–48.

[33] Eine Deutschlandkarte und hilfreiche Infos finden Sie auf der Website des Umweltbundesamtes unter http://www.umweltbundesamt.de/wasser/themen/grundwasser/nigehalt.htm.

[34] Birte Nygaard: Primäre Schilddrüsenunterfunktion. In: Kompendium evidenzbasierte Medizin. Bern: Hans Huber, 4. Auflage 2005, S. 217.

[35] Tsutaoka, B. T., et al.: Seizure in a child after an acute ingestion of levothyroxine. Pediatric Emergency Care 21(12) (2005), S. 857–859.

[36] Tajiri, J.: Radioiodine treatment of patients with autonomously functioning thyroid nodules at outpatient clinic. Kaku Igaku. The Japanese Journal of Nuclear Medicine. 43(2) (2006), S. 75–83.

[37] Cappelli, C., et al.: Outcome of patients surgically treated for various forms of hyperthyroidism with differentiated thyroid cancer: experience at an endocrine center in Italy. Surgery Today 36(2) (2006), S. 125–130.

[38] Turker, O., et al.: Selenium treatment in autoimmune thyroiditis: 9-month follow-up with variable doses. The Journal of Endocrinology. 190(1) (2006), S. 151–156.

[39] Krassas, G. E., et al.: Smoking and autoimmune thyroid disease: the plot thickens. European Journal of Endocrinology/European Federation of Endocrine Societies. 154(6) (2006), S. 777–780.

[40] Tanikawa, T., et al.: Intravenous Cyclophosphamide Pulse Therapy is Effective for Refractory Graves' Ophthalmopathy. UOEH 28(2) (2006), S. 185–191.

[41] Larizza, D., et al.: Helicobacter pylori Infection and Autoimmune Thyroid Disease in Young Patients: The

Disadvantage of Carrying the Human Leukocyte Antigen-DRB1*0301 Allele. JCEM 91(2006), S. 176–179.

42 Krassas, G. E.: Smoking and autoimmune thyreoid disease: the plot thickens. European Journal of Endocrinology/European Federation of Endocrine Societies. 154(6) (2006), S. 777–780.

43 Imaizumi, M., et al.: Radiation Dose-response Relationships for Thyroid Nodules and Autoimmune Thyroid Diseases in Hiroshima and Nagasaki Atomic Bomb Survivors 55–58 Years after Exposure. JAMA 295 (2006), S. 1011–1022.

44 Sahin, M.: Ultrasound-guided fine-needle aspiration biopsy and ultrasonographic features of infracentimetric nodules in patients with nodular goiter: correlation with pathological findings. Endocrine Pathology. 17(1) (2006), S. 67–74.

45 Schroeder, P. R., et al.: A Comparison of Short-Term Changes in Health-Related Quality of Life in Thyroid Carcinoma Patients Undergoing Diagnostic Evaluation with Recombinant Human Thyrotropin Compared with Thyroid Hormone Withdrawal. JCEM 91 (2006), S. 878–884.

46 Eustatia-Rutten, C., et al.: Survival and Death Causes in Differentiated Thyroid Carcinoma. JCEM 91 (2006), S. 313–319.

47 Morgant, S., et al.: Thyroid Disease in the Elderly: Sex-Related Differences in Clinical Expression. JCEM 28(11 Suppl. 2) (2005), S. 101–104.

48 Sandeep, T. C., et al.: Second Primary Cancers in Thyroid Cancer Patients: A Multinational Record Linkage Study. JCEM 91 (2006), S. 1819–1825.

49 Chuang, S. C.: Radiotherapy for Primary Thyroid Cancer as a Risk Factor for Second Primary Cancers. Cancer Letters 238 (2006), S. 42–52.

50 Dagmar Pauli, Norbert Messing: Der kritische Einkaufsführer Jod. S. 42.

Register